# 1955—1975 全国中医献方类编

第四辑 妇科常见病秘验方

# 产后病

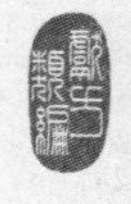

李占东 主编

學苑出版社

**图书在版编目(CIP)数据**

产后病：1955—1975 全国中医献方类编/李占东主编.
北京：学苑出版社，2019.7
ISBN 978-7-5077-5728-6

Ⅰ.①产…　Ⅱ.①李…　Ⅲ.①产科病-验方-汇编
Ⅳ.①R289.53

中国版本图书馆 CIP 数据核字(2019)第 118689 号

**责任编辑：**付国英
**出版发行：**学苑出版社
**社　　址：**北京市丰台区南方庄 2 号院 1 号楼
**邮政编码：**100079
**网　　址：**www.book001.com
**电子信箱：**xueyuanpress@163.com
**电　　话：**010-67603091(总编室)、010-67601101(销售部)
**经　　销：**新华书店
**印 刷 厂：**北京市京宇印刷厂
**开本尺寸：**880×1230　1/32
**印　　张：**6.5
**字　　数：**180 千字
**版　　次：**2019 年 7 月第 1 版
**印　　次：**2019 年 7 月第 1 次印刷
**定　　价：**45.00 元

# 1955—1975全国中医献方类编

## 编委名单


**主　编**　李占东

**副主编**　郑　智　张　喆

**编　委**　（按姓氏笔画排序）

王淑华　王颖辉　冯　烨

杨凤英　杨金利　杨殿啟

李　军　岳红霞　徐秀兰

董群弟　傅开龙

# 前　言

随着人们对自身健康的愈加关注，了解、学习中医和中药已蔚然成风。尤其是那些经受住了临床验证而流传沿用至今的单方、验方、秘方，因其便于使用，能花小钱治大病，而深受读者、尤其是非医药专业的普通大众的喜爱。

一直以来，中医医家和学者均有将家传或收集的单方、验方、秘方刊刻出版的传统。据统计，历代方书中占绝大多数的都是单方、验方和秘方类，充分说明了这一类药方有确切的疗效和长久的生命力。

众所周知，受传统思想影响，许多中医都抱着“有子传子，无子传贤；无子无贤，抱卷长眠”的思想，验方秘方概不轻易外传。但在 20 世纪 50 到 70 年代，在政府的主导和动员下，搞过多次颇有成效的全国献方运动，许多老中医不仅公开交流了他们历年积累的医学经验，还纷纷献出了自己压箱底的治病药方。

如，四川省郫县 70 多岁的老中医钟载阳献出祖传治疗腹水的秘方，河北承德民间医生盛子章献出治疗梅毒的秘方，四川省江津市中医邱文正献出“跳骨丹”方，江苏省南通中医院的陈照献出治瘰疬方，河北省石家庄市中医献出治疗乙脑的秘方，江苏省南通季德胜献出季家六代祖传的蛇虫毒秘方，贵州省挖掘出著名的卢老太太治疗慢性肾炎的秘方，江苏省第二康复医院杨雨辰医师献出家传三代的验方四册，等等。

这些献方均由各省组织专家进行审核编纂，保留有确切疗效的，剔除有毒有害的，最终集结成书。遗憾的是，这些书很多后来一直没有再版，市场上也鲜有流传，导致昔日瑰宝被尘封多年。

为了使这一时期的珍贵药方不被丢弃泯灭，我们多方搜集1955—1975年间编纂的献方共96册。因为当时的献方运动是按照地区来开展进行，所以这些书也都是按照地区来编的，如河北省验方，山西省验方等。这样以地域为纲的编法，不便于现代人的阅读查用。所以，我们又把书中的献方顺序全部打乱，并按照常见疾病如胃病、哮喘等，重新编排成册，以更切合当今读者需求。

本着“有则多，无则少”的原则，本次整理出的这套丛书分为十辑，共39本。第一辑：呼吸系统常见疾病，共三本。第二辑：消化系统常见疾病，共六本。第三辑：泌尿系统常见疾病，共两本。第四辑：妇科常见病，共7本。第五辑：儿科常见病，共三本。第六辑：心脑血管常见疾病，共两本。第七辑：内分泌系统常见疾病，共两本。第八辑，其他常见病，共六本。第九辑：外科骨伤病，共三本。第十辑：五官科疾病，共四本。统一称为《1955—1975全国中医献方类编》。



与市场上流行的很多药方出处不明也不知是否有效的方书不同，本套丛书最大特色就是献方的真实性，以及疗效的确切性。

之所以能这么肯定，还要从那场轰轰烈烈的全国献方运动说起。毫无疑问，那是一次全国范围内自上而下，深受当时政府重视的的中医运动。

1941 年 9 月，陕甘宁边区国医研究会召开第二次代表会议，与会中医献出治疗夜盲症、腹痛、心痛、花柳等病的祖传秘方十余种，这是中国共产党领导的中医工作中第一次公开献方，意在打破传统中医的保守风气，使验方、秘方能广泛传播，为民所用，并借此提高中医政治地位。

此后，边区组织各地召开医药研究会和医药座谈会，发现了很多模范医生，也公开了很多秘方。

1944 年，既是中医业者，又素为毛泽东所推重的陕甘宁边区政府副主席李鼎铭再次号召中医者公开各自的秘方。

1955 年 3 月召开的全国卫生科学研究委员会第一届第四次会议强调："……对中医中药知识和中医临床经验进行整理和研究，搜集和整理中医中药书籍（包括民间验方、单方），使它提高到现代的科学水平，是我们医学科学研究工作者的光荣任务。"从而明确指出要对献方进行整理研究并集结出版，全国各地均积极响应号召。

较早开展此项工作的是江苏省徐州市卫生局。1954 年 10 月，徐州市卫生局聘请了 9 名经验丰富的中医对该地区所献验方进行甄审，并将这些验方分为三类：第一类是用于治疗常见病，且临床已证实有效；第二类是用于治疗常见病，临床上认为使用有效而尚未经科学证实者；第三类是治少见病或有离奇药，临床疗效不显著者。经过层层筛选，最后，仅从第一、二类验方中选出了 18 个确有实效的进行推广。

同样的，为确证献方疗效，杭州市卫生局组织中西医生进行共同讨论和分析；南通市则召开“中医验方试用座谈会”，由中医师介绍验方试用情况并进行讨论。

虽然全国各地对验方进行筛选的具体做法不尽相同，但都是稳妥而令人信服的。

1955年，江苏、福建两省出版了中医验方集。1956年，山西、江苏、河北、辽宁、黑龙江、福建6省相继出版了中医验方集；1957年，云南、四川、河南、广东、山东、陕西6省及西安市出版了中医验方集，河北、山西、黑龙江等省则出版了验方续集；1958年，广西、吉林、安徽、贵州、青海等省和重庆市、武汉市也组织出版了验方集，江苏、河南两省则出版了验方续集。

这些验方集出版后，都深受读者好评，一版再版。

1958年10月11日，毛泽东主席指出：“中国医药学是一个伟大的宝库，应当努力发掘，加以提高。”于是，采集单方、验方、秘方之举由面向中医从业者迅速扩大为全国范围内的群众运动。可以说，此时的献方运动已经带有了强烈的政治色彩，各地“先后编出了数以百计的中医验方集”，献方数量之庞大令人震撼，但内容良莠不齐的情况也开始出现。

值得一提的是，由浙江中医研究所实验确证“蝌蚪避孕单方”无效的报道于1958年4月发表于《人民日报》，该报还在《编后》中告诫：“民间单方在经过科学分析、实验和研究鉴定后再进行推广，才能对人民健康有所保证！”

同年11月，《人民日报》社论要求，“必须组织人力把这些民间药方分门别类地加以整理，并进行研究和鉴定”。说明当时已注意到，不经过细致的研究整理和验证就大事推广，是不妥当的。必须本着认真负责的态度，进行去粗取精和去伪存真的工作。

之后很长的时间里，全国各地整理出版的献方集基本遵循此原则，对药方的可靠性和有效性进行把关，不再一味追求多和全。如江西省中医药研究所整理出版的《锦方实验录》仅“精选了附有治验的255方”。

单方、验方、秘方既然多年来不断传承并在民间得以运用，必然有其独特的治疗价值，我们理应重视并将其传承推广下去。所以本套丛书按照常见疾病对献方进行分类归纳，相较当时对药方按照地域划分的方式，明显现在的编排更方便读者查找使用。

本着对献方者的尊重，方中的计量单位仍保留原样（多为钱、两），不予以修改。

中医“法可定，方无穷”，尽信方不如无方，故读者在查询使用时尽量能咨询相关专家，辨证论治与专病专方相结合。当然在本套丛书的编纂过程中，我们将含有毒性药物、国家现已明确规定不能使用药物的药方，以及带有明显迷信色彩的药方均一一进行剔除，希望能尽量保证本套书中献方的安全性和有效性，也希望这些目前看来仍不为大众熟知的单方、验方、秘方能早日为人民健康作出应有的贡献。

本套丛书从开始四处搜集资料到终于成书面世，历时近十年！原始资料的搜集、翻拍，对大量资料内容的进一步甄别、整理，每一册书中所收录验方的删选、归类，药物剂量的逐一核实，都花费了大量的时间和人力。在此，还要特别感谢提供资料的刘小军，不厌其烦整理内容、调整版式的郑杰，以及在成书过程中给予很多建议和方案的学苑出版社陈辉社长，感谢他们多年以来的支持和付出！

最后，希望这套颇具特色的验方系列丛书，能发挥出它们独特的治疗价值，并能得到应有的重视和广泛的传播！

学苑出版社　付国英

2019年6月11日

# 目　录

# 一、产后腹痛

产后腹痛是指产妇分娩后，小腹出现疼痛，又称“儿枕痛”。

中医认为，产后腹痛有虚实之分。血虚者，小腹隐痛，喜按，恶露量少，色淡；血瘀者，小腹疼痛拒按，恶露量少，色黯有块；热结者，小腹灼痛，按之剧痛，恶露初则量多，继则量少，甚如败脓。

本病相当于西医的产后宫缩痛及产褥感染引起的腹痛。

**【主治】** 产后瘀血，腹痛不止（大小产均可）。

**【方药】** 白鸡冠花一两

**【制法】** 用黄酒六两，煎数沸。

**【用法】** 顿服，立时见效。重症加量，轻症减量。

**【出处】** 滑县郭心谦（《河南省中医秘方验方汇编》续一）。

**【主治】** 产后腹痛。

**【方药】** 棉花子

**【用法】** 焙枯研末，片糖开水泡服。

**【出处】** 湘乡县中医彭仲伯、肖鹏峥（《湖南省中医单方验方》第一辑）。

【主治】 产后腹痛，诸药无效者。

【方药】 楂肉（砂糖炒透）七钱

【用法】 煎服。

【出处】 新田县中医（《湖南省中医单方验方》第一辑）。

【主治】 瘀血不行，腹痛。

【方药】 益母草二两

【制法】 水煎浓汁。

【用法】 分二次服，服时加酒少许。

【出处】 天门县（《湖北验方集锦》第一集）。

【主治】 产后腹痛。

【方药】 大鲫鱼一条

【用法】 加油盐，水炖服。

【提示】《本草纲目》云：能止痛。

【出处】 吴兴县陆家渭（《浙江中医秘方验方集》第一辑）。

【主治】 产后腹痛（后阵痛，子宫收缩）。

【方药】 山楂末三钱

【用法】 开水送服。

【出处】 魏治平（《浙江中医秘方验方集》第一辑）。

【主治】 妇女产后腹痛。
【方药】 朱砂莲三钱
【制法】 煮甜酒。
【用法】 内服。
【出处】 袁素文（《贵州民间方药集》增订本）。

【主治】 产后血气痛。
【方药】 檬子树叶三钱
【制法】 甜酒煎。
【用法】 内服。
【出处】 杨仁同（《中医采风录》第一集）。

【主治】 产后血气痛。
【方药】 癞格宝草（取鲜者）一蔸
【制法】 研细，白酒同煨。
【用法】 每次吃半杯，日数服。
【出处】 邹焕然（《中医采风录》第一集）。

【主治】 预防产后腹痛。
【方药】 小干鱼一两
【制法】 用猪油炒黄煎汤，加盐少许。
【用法】 内服。一日一次，连服七日。
【出处】 张泽洲（《中医采风录》第一集）。

【主治】 产后血气痛。
【方药】 鲫鱼半斤

【制法】 水煎。

【用法】 内服。

【出处】 唐伯玉（《中医采风录》第一集）。

【主治】 产后血气痛。

【方药】 红酸浆草一握

【制法】 以甜酒煎。

【用法】 内服。

【出处】 蒋丰生（《中医采风录》第一集）。

【主治】 产后血气痛。

【方药】 三皮半一大握

【制法】 洗净水煎。

【用法】 内服。

【出处】 唐立成（《中医采风录》第一集）。

【主治】 产后气血不调达而致腹痛。

【方药】 益母草二钱　当归一钱

【制法】 水煎。

【用法】 内服，加红糖更好。

【出处】 大冶县（《湖北验方集锦》第一集）。

【主治】 产后腹痛。

【方药】 当归三钱　乳香三钱

【用法】 将药研末，黄酒送服。

【出处】 西宁铁路医院（《中医验方汇编》）。

【主治】 产后腹痛，因寒滞血瘀者。

【方药】 山楂炭一两　肉桂二钱

【制法】 共研细末。

【用法】 加红糖开水冲服。

【出处】 大冶县（《湖北验方集锦》第一集）。

【主治】 产后儿枕痛，胞衣不下等症。

【方药】 五灵脂五钱　蒲黄五钱

【用法】 先将五灵脂用醋拌晒七次，再同蒲黄炒研为末。每服三钱，用酒下，如未效，再服。

【禁忌】 血虚无瘀滞者，忌服。

【提示】 本方名为失笑散，如不能饮酒者，可于煎药滤入碗内，加醋七滴服。

【出处】 金华市郭季樵（《浙江中医秘方验方集》第一辑）。

【主治】 产后儿枕痛。

【方药】 杜赤豆（炒焦）二两　赤砂糖

【用法】 煮服。

【提示】 杜赤豆，即赤小豆，不要误用相思子。

【出处】 杭州市董浩（《浙江中医秘方验方集》第一辑）。

【主治】 产后腹痛（黑神散）。

【方药】 炮姜一钱　蜂蜜一钱半

【用法】 将炮姜研为细面，与蜂蜜调水送下。

**【治验】** 李某某，产后腹痛，早晚各服一次，四次而愈。

**【出处】** 安国人民公社医院陈殿卿（《祁州中医验方集锦》第一辑）。

**【主治】** 产后腹痛难忍。

**【方药】** 上桂南五钱　炮姜炭五钱

**【制法】** 共为细末，分作三包（一日量）。

**【用法】** 每服一包，酩醯酒送下。

**【出处】** 商专高锡芳（《河南省中医秘方验方汇编》续二）。

**【主治】** 产后血气痛。

**【方药】** 当归　血灵脂各等分

**【制法】** 微火焙干，研面，兑甜酒。

**【用法】** 内服。

**【提示】** 若恶露未尽，小腹痛、起包块者，加桃仁四十粒；痛而喜温按者，加香附、肉桂各三钱。

**【出处】** 周海荣（《中医采风录》第一集）。

**【主治】** 产后腰腹疼，气短，周身无力，食欲不振。

**【方药】** 二妙散：糖灵脂二钱　粉甘草二钱

**【用法】** 共为细面，每服一钱，日服三次，元酒或童便冲服。

**【治验】** 1959 年，东丰县兴安社王某某，35 岁，患产后腰腹痛，经用此方而愈。

**【出处】** 辽源泉县赵庆民（《吉林省中医验方秘方汇

编》第三辑）。

【主治】 产后血气痛。

【方药】 满天星　散血草各五钱

【制法】 水煎。

【用法】 内服。

【出处】 辛克勋（《中医采风录》第一集）。

【主治】 产后小腹痛，恶露不快，腰痛，寒热头痛，不思饮食，久积恶血，月水不调，心痛，小肠痛，血迷心窍，不省人事。

【方药】 失笑散：灵脂（醋炒）　蒲黄

【禁忌】 痛甚加川芎、肉桂、元胡。

【用法】 水煎服。

【出处】 （《祁州中医验方集锦》第一辑）。

【主治】 新产腹痛（可收缩子宫，减轻疼痛）。

【方药】 益母草一钱　全当归二两　抚川芎五钱

【用法】 将益母草洗净，先煎一小时，然后放入上药煎至浓汁，开水冲服。

【出处】 陆荣龄（《中医验方交流集》）。

【主治】 产后腰痛。

【方药】 杜仲三钱　杏仁三钱　阿胶三钱

【用法】 水煎服，黄酒引。

【出处】 西宁铁路医院（《中医验方汇编》）。

【主治】 产后小腹疼痛。
【方药】 香附米一钱五分　五灵脂二钱　小茴香三钱
【用法】 元酒冲服，每日二次。
【提示】 气滞有瘀者宜之。
【出处】 德惠县张道芳（《吉林省中医验方秘方汇编》第三辑）。

【主治】 产后下血，腹痛起包块者。
【方药】 血灵脂（炒）　斗芍　朴黄（炒）各等分
【制法】 水煎。
【用法】 内服。
【出处】 尹国贵（《中医采风录》第一集）。

【主治】 产后肚腹疼痛、冷汗淋漓。
【方药】 制香附一两　当归四两　羊肉八两　生姜五钱
【用法】 水煎服。
【出处】 沽源县（《十万金方》第二辑）。

【主治】 产后一月，小腹痛两肋胀满，脉沉迟。
【方药】 大白三钱　二丑各三钱　西吉三钱半　红花三钱
【制法】 上药共为细末，醋打面糊，为丸绿豆大。
【用法】 上药分作二次，黄酒送服。
【出处】 巩县王定文（《河南省中医秘方验方汇编》续一）。

**【主治】** 产后食积、水积、面肉水果等积，以及少腹瘀血结聚，早晚重，发冷发热，面黄肌瘦，不思饮食。并治男妇小儿一切积滞肚疼，属实证者。

**【方药】** 巴豆（去皮不去油）二十个　红小豆四十个　绿豆六十个　明雄七分

**【制法】** 以上四味，放石臼内捣为细末，陈米醋和丸，如绿豆大。

**【用法】** 成年人每服五丸，至多不能超过七丸，小儿酌减。每早空心服，虚弱者（病久人虚，病仍是实）可隔一日一服，产后病均用半生不熟的清米饮加红糖少许送下（其他不用红糖），服药后一小时，腹内当雷鸣，如不见此现象，可喝酸面汤几口以催药力，使其泄泻，泄多欲止，可喝稠面汤半碗即止（服药后，有吐者勿妨）。

**【提示】** 本方须经中医诊断许可后方可服用，以免发生事故。

**【出处】** 渑池李景贤（《河南省中医秘方验方汇编》续一）。

**【主治】** 产后腹痛。

**【方药】** 酒洗全当归六钱　煅干漆（存性）二钱　川芎二钱　上安桂粉八分（分二次吞服）

**【用法】** 水煎，分二次服。

**【禁忌】** 忌食生冷及不易消化之食物。炎热天安桂量须酌减。

**【出处】** 金华市汪涵（《浙江中医秘方验方集》第一辑）。

【主治】 产后七日，内瘀腹疼。

【方药】 乳香（去油）三钱 没药（去油）三钱 血竭花一钱半 酒元胡五钱

【制法】 共为细末。

【用法】 每服一钱，黄酒送下。

【出处】 安阳严全智（《河南省中医秘方验方汇编》续一）。

【主治】 产后血气痛，腹中起包块者。

【方药】 香附米三钱 丝瓜布 刀豆壳（烧灰）各四钱 百草霜（兑药服）每次一钱

【制法】 除百草霜外，余药水煎。

【用法】 内服，服时兑入百草霜一钱。

【出处】 王心一（《中医采风录》第一集）。

【主治】 产后腹痛。

【方药】 玄胡（炒）三钱 草果（炒）三钱 五灵脂三钱 没药三钱 乳香三钱

【用法】 共研为细末。每次用甜酒吞服三钱，每日服四次。

【出处】 重庆市中医进修学校陈恒川（《四川省中医秘方验方》）。

【主治】 产后腹痛。

【方药】 当归五钱 川芎五钱 黑姜五分 桃仁五粒 炙甘草一钱

【制法】 水煎。

【用法】 日服三次。

【加减】 如气虚，加人参三钱；关节痛，加羌活三钱，防风三钱。

【出处】 孝感专署（《湖北验方集锦》第一集）。

【主治】 产后腹疼。

【方药】 当归五钱　川芎五钱　炮姜三钱　炒桃仁三钱　炙草二钱

【用法】 清水煎服。

【出处】 南韩家庄常宪章（《祁州中医验方集锦》第一辑）。

【主治】 产后腹痛。

【方药】 琥珀一钱　朱砂一钱　炙马钱五分　糖灵脂二两　蒲黄（炒）二两

【用法】 共为细面，每服二钱。

【出处】 农安县张鸿祥（《吉林省中医验方秘方汇编》第三辑）。

【主治】 产妇腹疼。

【方药】 当归四钱　姜活二钱　杉寄生三钱　川芎四钱　黑荆芥二钱

【用法】 水一碗四分，煎七分服。

【出处】 龙溪专区医院张锦煌（《采风录》第一集）。

**【主治】** 产后腹痛。

**【方药】** 当归四钱　益母草四钱半　川芎一钱半　炒山楂三钱半　丹参二钱

**【用法】** 水煎服，每日三次，连服二三剂。

**【出处】** 江津县妇幼保健所（《四川省中医秘方验方》）。

**【主治】** 产后腹痛。

**【方药】** 当归八钱　川芎二钱　炭姜七分　桃仁三钱　益母草三钱　炙草一钱

**【用法】** 加童便、黄酒，水煎二次，先后温服，服一二剂即愈。

**【出处】** 陈静安（《崇仁县中医座谈录》第一辑）。

**【主治】** 产后气血不和而致腹痛。

**【方药】** 当归三钱　炮姜五分　川芎一钱半　炒桃仁七粒　益母草一钱　童便一小杯

**【制法】** 前五味水煎，冲童便。

**【用法】** 内服。

**【出处】** 大冶县（《湖北验方集锦》第一集）。

**【主治】** 产后骨蒸劳热，四肢乏力。

**【方药】** 生黄芪三钱　当归身三钱　大熟地三钱　杭芍三钱　焦白术三钱　鳖甲三钱　粉丹皮三钱　地骨皮三钱　北柴胡三钱　黄芩三钱　知母肉二钱　寸冬二钱　青蒿二钱　粉甘草一钱　生姜引

**【用法】** 水煎服。

**【出处】** 张心宁（《河南省中医秘方验方汇编》）。

**【主治】** 产后儿枕痛及心腹绞痛。

**【方药】** 当归三钱　川芎二钱　炒蒲黄三钱　五灵脂三钱　广木香一钱　乳香二钱　没药二钱　甘草一钱　炮姜引

**【用法】** 水煎服。

**【出处】** 张心宁（《河南省中医秘方验方汇编》）。

**【主治】** 产后败血不尽，心腹痛。

**【方药】** 全当归三钱　川芎二钱　白术三钱　杭芍三钱　青皮三钱　广木香一钱　炒蒲黄三钱　五灵脂三钱　乌药二钱　紫蔻二钱　桃仁三钱　滴乳香三钱　明没药二钱　炙甘草一钱　炮姜一钱半引

**【用法】** 水煎服。

**【出处】** 张心宁（《河南省中医秘方验方汇编》）。

**【主治】** 产后五日内，瘀血停滞，小腹坚硬疼痛，胸膈胀满，六脉沉迟，或牙关紧闭。

**【方药】** 当归五钱　川芎四钱　红花三钱　桃仁四钱　桂楠三钱　吴萸三钱　小茴三钱　香附五钱　怀牛膝四钱　真降香五钱　炮姜二钱　元胡三钱

**【制法】** 水煎，滤汁加童便两盅、黄酒一两。

**【用法】** 内服一二剂。

**【出处】** 清丰冯道明（《河南省中医秘方验方汇编》续一）。

【主治】 产后腹痛不止。

【方药】 田乌泡一茶碗 黑豆一茶碗 当归一两 糯米酒一茶杯 片糖七片

【用法】 前三味煎，兑糯米酒、片糖、童便服。

【出处】 宁乡县中医王佩六、王崇之（《湖南省中医单方验方》第二辑）。

【主治】 妇人产后十余日，腹中疼痛。

【方名】 当归生姜羊肉汤

【方药】 当归五钱 生姜三钱 肥羊肉半斤

【用法】 先将羊肉用水熬烂，去油去骨不用盐，用羊肉汤煎药，三盅煎一盅，温服。

【出处】 阳原县李元清（《十万金方》第二辑）。

【主治】 产后儿枕痛。

【方药】 当归四钱 川芎一钱 桃仁二钱 炮姜二钱半 炙甘草一钱半 益母草二钱 五灵脂二钱 炒蒲黄一钱半 小茴香一钱半

【用法】 煎服。

【提示】 儿枕痛，是产后子宫收缩不正常、少腹疼痛的症状，本方为生化汤、失笑散合剂，再加小茴香以行气祛瘀，而达消除疼痛目的。

【出处】 仙居县应先筲（《浙江中医秘方验方集》第一辑）。

【主治】 产后寒凝，腰腹作痛。

【方药】 当归四钱　川芎二钱　桃仁二钱　红花二钱　炮姜一钱五分　肉桂一钱五分

【用法】 水煎服。

【出处】 丰宁县白玉书（《十万金方》第十辑）。

【主治】 产后腹痛，水泄不止。

【方药】 土炒当归五钱　土炒川芎二钱　桃仁一钱五分　炮姜一钱五分　红花一钱　云苓二钱　白术（土炒）五钱　诃子（土炒）二钱　豆蔻（土炒）二钱　炙甘草一钱　红谷米（炒）一把

【制法】 水煎（水一碗半，煎成一碗）。

【用法】 内服二剂可愈。

【出处】 商专李华英（《河南省中医秘方验方汇编》续二）。

【主治】 产后腹痛，或消化不良。

【方药】 ①桃仁一钱　归尾一钱　元胡一钱　五灵脂一钱　干姜一钱　川芎一钱　荆芥穗一钱

②茯苓一钱　炙甘草一钱　当归一钱　川芎一钱　焦白术一钱　肉桂一钱　炙黄芪一钱　干姜一钱

【用法】 水煎，温酒调服。

【出处】 青海石油职工医院武兴亚（《中医验方汇编》）。

【主治】 产后腹疼，恶血不行等症。

【方药】 明天麻三钱　木香一钱　杏仁三钱　巴豆双十七粒　京墨一钱　飞罗面三钱　百草霜三钱　麝香五分

**【用法】** 共为细面，将京墨研好，和飞罗面为糊丸，如高粱粒大。每服七粒，空心白开水送下。

**【出处】** 城东乡医院乔瀛洲（《祁州中医验方集锦》第一辑）。

**【主治】** 妇人产后少腹块疼难忍，俗为儿枕痛。

**【方药】** 当归五钱　川芎一钱　杭芍三钱　生地二钱　明天麻一钱　京墨一钱　百草霜三钱　广木香一钱　没药二钱

**【用法】** 水煎温服，空心服，一日二次，黄酒一盅、童便一盅为引。

**【治验】** 本城内杜义民之爱人患产后块疼，王俊义患产后腹疼，服本方而愈。

**【出处】** 超美公社医院李鹤鸣（《祁州中医验方集锦》第一辑）。

**【主治】** 产后少腹疼，瘀血作痛，按之疼剧。

**【方药】** 当归一两　川芎五钱　丹皮二钱　坤草三钱　乳香一钱　山楂一钱　桃仁一钱半　黑芥穗二钱　丹参二钱

**【用法】** 水煎服。

**【出处】** 焦庄王丘山（《祁州中医验方集锦》第一辑）。

**【主治】** 产后风，破伤风，妇人产后血瘀，面色青。

**【方药】** 轻粉一钱　乳香一钱　没药一钱　血竭一两　儿茶一钱　雄黄一两　虫酥一钱　朱砂一钱半　寸香五分　全虫一个

**【用法】** 共为细面，乳汁和药为丸，老葱白炭火煅为黄色，酒送下，每丸绿豆大，一丸，出汗即愈。

【出处】 庞各庄医院黄文明（《祁州中医验方集锦》第一辑）。

【主治】 产后瘀血不行，少腹痛不可忍，寒热往来。

【方药】 当归一两 川芎四钱 桃仁三钱 红花三钱 赤芍三钱 元胡三钱 灵脂三钱 姜炭八分 桂南八分 蒲黄三钱 青皮三钱 陈皮三钱 乳香三钱 没药三钱 甘草二钱 黄酒一杯 红糖一两为引

【制法】 水煎。

【用法】 内服。

【出处】 尉氏周大成（《河南省中医秘方验方汇编》续二）。

【主治】 产后血气痛（产后二三天内腹痛）。

【方药】 当归五钱 川芎二钱 桃仁二钱 红花一钱半 炮姜一钱 益母草二钱 肉桂一钱 炙甘草一钱

【用法】 水煎服，黄酒引。

【出处】 西宁中医院周德寿（《中医验方汇编》）。

【主治】 产后腹痛。

【方药】 当归七钱 川芎一钱四分 生芍二钱一分 灵脂二钱一分 蒲黄一钱 川楝一钱四分 荔枝二钱一分 猪苓二钱一分 茯苓二钱一分 肉桂七分 木通七分 元胡一钱

【用法】 共为细面，蜜小丸。每服三钱，开白水下。

【禁忌】 本方虚者忌用。

【出处】 王东林（《吉林省中医验方秘方汇编》第三辑）。

【主治】 产后血气痛。

【方药】 生化汤加台乌、楂肉、香附

【制法】 水煎。

【用法】 内服，服时加入童便，白酒各半杯同服。

【出处】 唐济生（《中医采风录》第一集）。

【主治】 产后腹痛。

【方药】 当归　台乌　青皮各四钱　川芎　桃仁　楂肉　南木香　香附米各三钱　炮姜二钱

【制法】 水煎。

【用法】 内服。

【出处】 辛克勋（《中医采风录》第一集）。

【主治】 产后瘀血不尽，腹胀痛者。

【方药】 当归　酒芍　没药　玄胡　灵脂　炮姜　川芎　官桂　小茴　蒲黄　血竭各等分

【制法】 水煎。

【用法】 内服。

【出处】 蒲济全（《中医采风录》第一集）。

【主治】 产后小腹作痛有块，脉芤而涩。

【方药】 四物汤加减：当归、川芎、熟地、白芍、桃仁、元胡、红花、木香。

【出处】（《祁州中医验方集锦》第一辑）。

【主治】 产后瘀血，心腹疼痛，发热恶寒。

【方药】 四物汤加减：当归、川芎、熟地、白芍、元胡、香附、桃仁、红花、青皮、泽兰、丹皮。

【用法】 水煎，入童便、黄酒各一盅，温服。

【加减】 若按腹愈疼是瘀血，若按之反不疼必是血虚，宜四物汤加白术、茯苓；若疼作呕是胃虚，宜六君子汤：台参、白术、茯苓、陈皮、半夏、甘草；若疼作泄，宜六君子汤加炮姜、酒芍。

【出处】 （《祁州中医验方集锦》第一辑）。

【主治】 产后小腹病。

【取穴】 三阴交（双）、中极、关元、昆仑（双）。

【手法】 轻度刺激，留针十五至三十分钟。

【治验】 徐某某，女，四十三岁。已生了十胎，每次产后都有小腹作痛，在一星期内疼痛尤为剧烈，不能入睡，食欲不振。经针刺上穴及轮换针刺后，留针半小时，每天一次。第一次针后，疼痛间隔时间延长，第二次针后，稍有胀痛，第三次即告痊愈。

【出处】 江西省荣誉军人疗养院郑亚仙（《锦方实验录》）。

【主治】 产后腹痛。

【方药】 当归一两　炒丹皮二钱　益母草三钱　制乳香一钱　山楂一钱　黑芥穗一钱半　川芎五钱　桃仁七粒

【制法】 水煎。

【用法】 内服。

【出处】 大冶县（《湖北验方集锦》第一集）。

【主治】 产后因瘀血而致腹胀痛。

【方药】 红花一钱　山楂三钱　乳香一钱半　玄胡二钱　血竭一钱　青皮一钱半　香附二钱　桃仁三钱　广木香一钱半　归尾一钱　甘草四分　童便半杯

【制法】 水煎。

【用法】 内服。

【出处】 大冶县（《湖北验方集锦》第一集）。

## 附：产后瘀血痛

【主治】 产后瘀血作痛。

【方药】 鳖甲（煅存性，为末）六个

【用法】 每服三钱，温酒送下。

【出处】 厦门市柯国平（《福建省中医验方》第二集）。

【主治】 产后血气痛。

【方药】 茜草根一两

【制法】 与甜酒同煮。

【用法】 内服。

【出处】 秭归县（《湖北验方集锦》第一集）。

【主治】 产妇瘀血痛。

【方药】 桃仁三钱

【用法】 水煎服。

【出处】 长泰县共进社杨廷尊（《采风录》第一集）。

【主治】 产后血气痛。
【方药】 折耳根一把
【制法】 酒煎。
【用法】 内服。
【出处】 民间单方（《中医采风录》第一集）。

【主治】 产后血气痛。
【方药】 螃蟹壳一个
【制法】 取枯螃蟹壳炮存性，研细末。
【用法】 兑热酒送下。
【出处】 建始县（《湖北验方集锦》第一集）。

【主治】 产后一切血气疼痛，小腹有坨。
【方药】 玄胡索三钱　泽兰三钱
【用法】 煎成，兑甜酒服。
【出处】 桃源县深水港中医罗济林（《湖南省中医单方验方》第二辑）。

【主治】 产后血气痛。
【方药】 吊阳呈根　野棉花根
【用法】 用水煎后，兑红糖服。
【出处】 奉节县谭天质（《四川省医方采风录》第一辑）。

【主治】 产后血气痛。
【方药】 野菊花根二两　红糖一两
【制法】 水煎。

【用法】 内服。

【出处】 大冶县（《湖北验方集锦》第一集）。

【主治】 产后血气痛（并治红白痢初起）。

【方药】 焦楂炭五钱　次红糖一两

【制法及用法】 先将楂炭放锅内炒一刻钟，然后将红糖加入，和楂炭炒起浓烟，再将清水二碗倒入锅内，文火熬煎，去渣，取汁一碗，分二次温服，每隔二小时一次，屡验。

【出处】（《江西省中医验方秘方集》第三集）。

【主治】 产后瘀血痛。

【方药】 川膝一钱　肉桂一钱五分

【用法】 研末，冲气酒服。

【出处】 长泰县共进保健院曾桂华（《采风录》第一集）。

【主治】 产后瘀血痛。

【方药】 没药一钱　血竭五分

【用法】 研末，冲红酒半杯服。

【出处】 长泰县江都（《采风录》第一集）。

【主治】 产后血气痛。

【方药】 五灵脂　生蒲黄　苏木各三钱

【制法】 水煎。

【用法】 日分二次服，服时加酒少许。

【出处】 孝感专署（《湖北验方集锦》第一集）。

【主治】 产后瘀血停血。

【方药】 三匹风三钱　核桃（半生半熟）七个　续随子一钱

【制法】 研成细末。

【用法】 酒、水各半吞服。

【出处】 张治修（《贵州民间方药集》增订本）。

【主治】 产后瘀血作痛。

【方药】 吴茱萸五钱　栀子三钱　桃仁三钱　粘香五钱

【用法】 研末调米酒，烘热，敷痛处

【出处】 永春县林丽英（《福建省中医验方》第二集）。

【主治】 产后血气痛。

【方药】 当归尾五钱　川芎三钱　炙香附三钱　益母草三钱

【用法】 水煎服，每日一剂，分两次服。

【出处】 江西贵溪（《中医名方汇编》）。

【主治】 产后瘀血作痛。

【方药】 血灵脂（新瓦上炒至烟尽）一两　当归八钱　红祁艾四疋　甘草一钱半

【制法】 水煎。

【用法】 内服。

【出处】 周海荣（《中医采风录》第一集）。

【主治】 产后瘀血痛。

【方药】 肉桂二钱　干姜二钱　红花二钱　当归五钱　益母草三钱

【用法】 水酒各八分，煎八分服。

【出处】 长泰县火箭公社保健院陈文星（《采风录》第一集）。

【主治】 产后瘀血痛。

【方药】 当归五钱　川芎三钱　昆布三钱　灵脂三钱　桃仁一钱五分

【用法】 水一碗六分，煎八分服。

【出处】 长泰县卫星公社张传武（《采风录》第一集）。

【主治】 产后瘀血痛。

【方药】 香附五钱　五灵脂三钱　煅乳香一钱　没药一钱　当归二钱　黑北姜七分

【用法】 水一碗四分，煎七分服。

【出处】 南靖县上游社黄丽释（《采风录》第一集）。

【主治】 产后少腹痛及膨胀不可忍者。

【方药】 当归八钱　川芎三钱　益母草二钱　荆芥炭一钱五分　乳香一钱　山楂一钱　桃仁七分

【制法】 水煎。

【用法】 分二次服。

【出处】 恩施专署（《湖北验方集锦》第一集）。

【主治】 产妇瘀血痛。

【方药】 当归二钱　川芎二钱　白芍八分　熟地一钱　元胡八分　红花五分　桃仁四分　青皮四分　泽兰一钱　丹皮八分　甘

草五分

**【用法】** 水酒各八分，煎八分服。

**【出处】** 南靖县乘东风社船场保健院李三崇（《采风录》第一集）。

# 二、产后恶露不尽

产后恶露持续3周以上，仍淋漓不尽者，称为“恶露不尽”，又称“恶露不绝”、“恶露不止”。

本病主要为冲任不固所致。气虚冲任不固，或血热损伤冲任，或血瘀冲任，血不归经，均可导致恶露不尽。

**【主治】** 产后恶血不止。

**【方药】** 血余炭五分　皮纸灰五分

**【制法】** 烧酒吞服。

**【出处】** 杨济中（《贵州民间方药集》增订本）。

**【主治】** 产后冲红（恶露骤停，面黄肌瘦）。

**【方药】** 大黄一两　山甲（土炒）三钱　蝼蛄（锹上焙干）一个

**【制法】** 上药共为细末。

**【用法】** 红糖一两冲水，送服上药（一次顿服）。服药后一二小时瘀血即下。

**【提示】** 大黄量大用时宜慎。

**【出处】** 兰考范镕皋（《河南省中医秘方验方汇编》续一）。

【主治】恶露不清，瘀血作痛。

【方药】当归八钱 炙甘草五分 桃仁十一粒 川芎三钱 炮姜五分

【用法】煎服。

【提示】此即生化汤。

【出处】寿昌县胡寿康（《浙江中医秘方验方集》第一辑）。

【主治】产后恶漏不尽。

【方药】生地炭五钱 熟地炭五钱 天冬二钱 人参二钱 阿胶四钱 赤豆脂三钱

【制法】水煎。

【用法】内服。

【出处】建始县（《湖北验方集锦》第一集）。

【主治】产妇满月后恶露不净。

【方药】当归一钱 香附一钱五分 柴胡一钱五分 黄芩一钱五分 川厚朴八分 川芎一钱五分 熟地三钱 肉桂八分

【用法】水一碗四分，煎至七分服。

【出处】漳浦县长桥社官任队王衷祥（《采风录》第一集）。

【主治】产后经血淋沥。

【方药】当归三钱 熟地三钱 川芎二钱 炒白芍三钱 白芷二钱半 升麻一钱半 净发灰三钱

【用法】水煎服。

【出处】 山西省卫生厅刘崇德（《山西省中医验方秘方汇集》第二辑）。

【主治】 产后出血过多，恶露不尽。

【方药】 党参　白术　云苓　当归　熟地各三钱　杭芍　川芎各一钱　炙甘草八分　阿胶　二仙胶各三钱

【用法】 水煎两次，先后分服，阿胶、二仙胶另炖，和药汁冲服。服二三剂后，腹痛者加桃仁一钱，炒艾一钱半；腰痛者加杜仲、续断各三钱，香附一钱半。

【出处】 陈静安（《崇仁县中医座谈录》第一辑）。

【主治】 产后月余，恶漏不止，头眩。

【方药】 当归八钱　天麻三钱　干姜炭八分　炒芥穗三钱　川芎（醋炒）　杭芍　蒲黄炭　灵脂炭各一钱半

【制法】 水煎。

【用法】 内服。

【出处】 浠水县（《湖北验方集锦》第一集）。

【主治】 产后恶露不尽，腹疼痛。

【方药】 当归五钱　川芎一钱　杭芍三钱　熟地三钱　红花一钱　桃仁一钱　姜炭五钱　没药三钱　益母草二钱　炒芥穗一钱　泽兰叶二钱　炙草五分

【用法】 童便、黄酒为引，水煎服。

【治验】 李姓产后三日，小腹疼痛异常，服本方一剂而愈。

【出处】 霍超群（《祁州中医验方集锦》第一辑）。

【主治】 产后恶漏未尽，兼有咳嗽。

【方药】 沙参三钱 当归三钱 川芎二钱 桃仁二钱 炮姜八分 甘草一钱 荆芥（生炒）一钱

【制法】 水煎。

【用法】 内服。

【出处】 大冶县（《湖北验方集锦》第一集）。

【主治】 产后恶露不尽、身热腹疼等症。

【方药】 当归三钱 山楂二钱 川芎二钱 泽兰叶一钱 益母草一钱 红花一钱 桃仁五分 炮姜五分 炙草五分

【用法】 水煎服。

【出处】 安国城东乡魏希孟（《祁州中医验方集锦》第一辑）。

## 附：产后下血

【主治】 产后血脱昏厥。

【方药】 枣皮一两

【用法】 水煎服。

【出处】 衡阳县中医刘尊五（《湖南省中医单方验方》第二辑）。

【主治】 产后出血过多，血晕虚脱。

【方药】 墨鱼一只（约重二两左右）

【用法】 用滚开水泡或稍煎，急灌服。

【提示】 本方经用多次，疗效可靠，即使肢冷汗出，人进入昏迷状态，亦可急救，转危为安。墨鱼不要去骨，不要切碎，本来煎服更好，但急救时，滚开水泡亦可。

【出处】 浏阳中医黎荣淮（《湖南省中医单方验方》第二辑）。

【主治】 产后余血不断。

【方药】 韭菜根

【制法】 捣绞汁，兑童便烧热。

【用法】 口服，久服可止。

【出处】 商专刘柏芬（《河南省中医秘方验方汇编》续二）。

【主治】 产后下血。

【方药】 汤鸡水一碗

【制法】 澄清去渣取汁。

【用法】 每次服一小盅。

【出处】 伍本礼（《中医采风录》第一集）。

【主治】 产后出血、下血、吐血。

【方药】 荆芥三钱

【用法】 炒焦研末，童便送服。

【提示】 以荆芥黄干叶七个捣汁，酒送服，能止九窍出血。

【出处】 西宁铁路医院辛虞生（《中医验方汇编》）。

【主治】 产后出血不止。
【方药】 百草霜三钱
【用法】 黄酒送服。
【提示】 服后半小时血即止。
【出处】 西宁铁路医院（《中医验方汇编》）。

【主治】 分娩后血流不止。
【方药】 百草霜三钱
【用法】 童便冲服。
【出处】 漳浦县赤岑社石椅蓝振和（《采风录》第一集）。

【主治】 产后大出血。
【方药】 茺蔚子五钱
【制法】 水煎。
【用法】 内服。
【出处】 王保元（《中医采风录》第一集）。

【主治】 产后下血，腹痛。
【方药】 大狗尾巴草一握
【制法】 水煎。
【用法】 内服。
【出处】 冯体全（《中医采风录》第一集）。

【主治】 产后子宫出血不止。
【方药】 荆芥一两
【制法】 煅成性，研细。

【用法】 兑童便服。

【出处】 蒲济全（《中医采风录》第一集）。

【主治】 产后下血不止，或素日淋沥不停。

【方药】 鸡蛋一个　汉三七末一钱

【制法及用法】 将鸡蛋开一孔，装入汉三七末，糊口蒸熟食之。

【出处】 岚县兰中蔚（《山西省中医验方秘方汇集》第二辑）。

【主治】 产后血崩。

【治法】 大小产后流血若不能及时救护，需急把产妇顺面睡倒床上；将食盐一斤半炒热，分做两包，急在脐下推上，连续推半至一小时，敷以肚脐下二寸处，立即止血。内服百草霜五钱、野甘草一钱，与水煎服，吃二三次。

【提示】 如用上法积块仍不能消散，再用禾草灰调烧酒外敷于患部，有良效。

【出处】 （《中医名方汇编》）。

【主治】 产后子宫出血（血崩）。

【方药】 艾叶一撮　醋一大碗

【用法】 煎汤，熏鼻下。

【提示】 气入鼻内立效。

【出处】 吴万载（《中医验方汇编》）。

【主治】 产后流血不止。
【方药】 百草霜二两　老甜酒一碗
【制法】 水煎。
【用法】 内服。
【出处】 竹溪县（《湖北验方集锦》第一集）。

【主治】 妇女产后内出血所引起之腹内血龟。
【方药】 马鞭草五钱　刘寄奴草五钱
【制法】 加水煎汤。
【用法】 内服。
【出处】 杨玉珍（《贵州民间方药集》增订本）。

【主治】 流产下血不止。
【方药】 祁艾一两　生姜一两
【用法】 水一碗八分，煎九分服。
【出处】 南靖县灯塔社吴英（《采风录》第一集）。

【主治】 产后血崩。
【方药】 棕衣心五钱　百草霜三钱
【用法】 煅研末，酒半杯冲服。
【出处】 长泰县共进社保健院杨廷尊（《采风录》第一集）。

【主治】 产后出血不止。
【方药】 老棕树皮二两　真香墨五分　醋一两
【制法】 将棕树皮焙成炭，香墨焙枯，共研细末。

【用法】 每日服二次，每次服一钱，用醋冲服。

【出处】 孝感专署（《湖北验方集锦》第一集）。

【主治】 产后出血过多将成虚脱。

【方药】 八珍汤加阿胶五钱 炒荆芥四钱 灶心土五钱

【用法】 用水煎服。

【出处】 峨眉县蔡锡和（《四川省医方采风录》第一辑）。

【主治】 产后大下血不止。

【方药】 百草霜三钱 童便半盅 黄酒一盅

【制法】 百草霜水煎，兑入黄酒、童便。

【用法】 每日服三次，每次一剂，连服三次有效。

【出处】 郧西县（《湖北验方集锦》第一集）。

【主治】 产后失血过多，虚脱，气少，面色苍白，神昏不语症。

【方药】 赤参二两 元肉一两 大枣十个

【用法】 水煎服，日二次。

【出处】 长岭县中心医院（《吉林省中医验方秘方汇编》第三辑）。

【主治】 产后血痛，崩漏，下血。

【方药】 红鸡冠花三钱 广三七一钱五分 红糖一两 好酒二两

【制法】 将鸡冠花晒干炒焦，同广三漆共研细末，用酒煎后，再加红糖调匀。

【用法】 分二次，用开水冲服。
【出处】 孝感专署（《湖北验方集锦》第一集）。

【主治】 产后血崩（头昏眩晕，不省人事）。
【方药】 焦荆芥穗三钱 艾叶（醋炒）三钱 棕炭三钱 灶心土四两
【用法】 水煎服，童便一杯为引。
【出处】 互助中医进修班郑永盛（《中医验方汇编》）。

【主治】 产后流血不止，眩晕。
【方药】 当归一两 焦荆芥一两 川芎三钱 鹿茸三分
【用法】 共研细末，每服一钱。
【提示】 若目不睁者，童便送服即愈。
【出处】 西宁上游公社医疗所李华如（《中医验方汇编》）。

【主治】 产后流血不止。
【方药】 当归一两 川芎三钱 炙草二钱 苁蓉四钱 高参三钱
【用法】 水煎温服。
【出处】 五台县徐作模（《山西省中医验方秘方汇集》第二辑）。

【主治】 产后失血过多，血晕，出血不止。
【方药】 当归八钱 炙黄芪四钱 阿胶珠三钱 炙草二钱 干姜炭三钱
【制法】 水煎。

【用法】 顿服。

【出处】 恩施专署（《湖北验方集锦》第一集）。

【主治】 产后下血。

【方药】 当归炭五钱 白芍炭四钱 炒蒲黄四钱 艾叶炭三钱 棉花壳炭三钱 贡胶四钱

【用法】 水煎服。

【出处】 杨忠（《河南省中医秘方验方汇编》）。

【主治】 产后及流产后下血不止，神魂不安，四肢冰凉，二目上视，脉搏微弱。

【方药】 黄芪六钱 归身四钱 熟地四钱 茯神四钱 熟枣仁三钱 杭芍四钱 黑荆穗六钱 黑黄芩四钱 黑姜二钱引

【用法】 水煎服。

【出处】 谢芳林（《河南省中医秘方验方汇编》）。

【主治】 产后血出不止，久而四肢乏力沉困。

【方药】 煅牡蛎三钱 当归身二钱 川芎二钱 茯苓二钱 煅龙骨二钱 甘草一钱 潞党参三钱 川续断三钱 杜仲三钱 五味二钱 地榆炭二钱 酒炒艾叶引

【用法】 水煎服。

【出处】 张心宁（《河南省中医秘方验方汇编》）。

【主治】 产后败血不止，日夜淋漓。

【方药】 当归身一两 焦白术一两 京赤芍一两 元胡索一两 上蒙桂一两 血竭花一两 百草霜一两 真松墨一两 棕边

炭一两　血余炭五钱　鲤鱼鳞一两

**【制法】** 共为细末。

**【用法】** 每服二钱，空心酒下。

**【出处】** 张心宁（《河南省中医秘方验方汇编》）。

**【主治】** 产后下血不止，口紧昏迷。

**【方药】** 当归五钱　川芎一钱半　桃仁一钱　姜炭七分　黑荆芥一两　炙甘草三钱　黑豆一合

**【制法】** 水煎。

**【用法】** 内服。

**【出处】** 洛专胡遵素（《河南省中医秘方验方汇编》续一）。

**【主治】** 产后失血过多，神昏大汗，牙关紧闭。

**【方药】** 大力参六钱　绵芪四钱　熟地砂仁（捣）五钱　当归身一两　贡胶珠四钱　茯神四钱　远志三钱　炒枣仁三钱　石菖蒲三钱　荆芥炭一钱

**【制法】** 水煎，加童便。

**【用法】** 内服（应随症加减，不要过用一方）。

**【出处】** 清丰冯明道（《河南省中医秘方验方汇编》续一）。

**【主治】** 妇人产后脱血不止。脉搏浮濡、沉细，头晕身软，眼黑心跳，身体倦怠，脱血不止，有时晕倒。

**【方药】** 炙黄芪三钱　高丽参二钱　炒白术二钱　当归三钱　炒川芎二钱　炒枣仁二钱　贡阿胶二钱　焦地榆一钱半　炒蒲黄一

钱半　炙甘草一钱半

**【制法及用法】** 水三茶盅，用砂锅煎成，当时服，隔一二小时后再煎渣服一次。

**【禁忌】** 辛辣之物和米醋。

**【出处】** 应县刘汉卿（《山西省中医验方秘方汇集》第二辑）。

**【主治】** 产后失血而引起的昏迷不省。

**【方药】** 当归八钱　川芎三钱　炙草一钱　桃仁五分　泽兰三钱　艾叶二钱　黑姜五分　益母草三钱　党参三钱

**【制法及用法】** 水二茶盅，童便一盅，共一处煎服。生前备好，下胎服。

**【禁忌】** 生冷。

**【出处】** 浑源县郭秉忠（《山西省中医验方秘方汇集》第二辑）。

**【主治】** 子宫下血。

**【方药】** 黄芪八钱　党参五钱　当归五钱　蒲黄炭二钱　白术二钱　甘草一钱　白芍二钱　阿胶珠三钱

**【制法】** 水煎。

**【用法】** 内服。

**【出处】** 郧县（《湖北验方集锦》第一集）。

**【主治】** 产后血出过多，汗如泉涌。

**【方药】** 力参一钱　生绵芪二两　当归一两　阿胶珠四钱　黑荆芥三钱　云茯苓三钱　麻黄根二钱　炙甘草一钱

【制法】 水煎。

【用法】 内服。

【出处】 安阳宛玉清（《河南省中医秘方验方汇编》续一）。

【主治】 产后败血。

【方药】 黑神散：当归五钱　熟地五钱　白芍五钱　沉香二钱　蒲黄二钱　没药二钱　棕炭二钱　乳香三钱　血竭一钱半　炙甘草五分

【用法】 共研细末，每服二钱，黄酒冲服（童便亦可），一日二次。

【出处】 西宁中医院耿子元（《中医验方汇编》）。

【主治】 产后血崩。

【方药】 当归五钱　川芎二钱　桃仁八分　黑姜一钱　人参三钱　肉桂六分　炙甘草五分　童便适量

【制法】 水煎。

【用法】 内服。

【出处】 商专张如山（《河南省中医秘方验方汇编》续二）。

【主治】 产后因出血过多，昏倒不省人事。

【方药】 荆芥三分　防风一分　朱砂二分　赤金三张　牛黄一厘　元寸一分　头朝下蛇皮一条（均要生药）

【制法】 共为细末，装磁瓶内，勿令泄气。

【用法】 打开瓶口，使瓶口对着患者鼻子，立时即醒。

【出处】 商专时金玉（《河南省中医秘方验方汇编》续二）。

【主治】 妇女产后因流血过多以致肌瘦、面色惨白、虚弱、四肢无力。

【方药】 金耗子屎三钱　蓝布正三钱　野青菜一两　大血藤五钱　小血藤三钱　益母草二钱　陈艾一钱

【制法】 各药切细，加烧酒半斤，浸泡三天左右。

【用法】 内服酒浸液，每日两次，每次一酒杯。

【出处】 张兴臣（《贵州民间方药集》增订本）。

【主治】 产后大出血。

【方药】 赤参五钱　黄芪（生）一两　炙芪一两　生地炭五钱　熟地炭五钱　芥穗炭三钱　黑姜炭二钱　黑蒲黄三钱　艾炭三钱　当归一两　炙枣仁五钱　棕炭三钱　百草霜三钱

【用法】 水煎服。

【出处】 农安县曹玉衡（《吉林省中医验方秘方汇编》第三辑）。

【主治】 产前产后失血。

【方药】 黄芪三钱　焦术二钱　广皮三钱　升麻一钱　柴胡二钱　人参三钱　西归三钱　艾炭三钱　棕炭三钱　黑蒲三钱　芥炭三钱　贡胶三钱　龙骨二钱　牡蛎（炙）二钱

【用法】 水煎服。

【出处】 农安县邹凤林（《吉林省中医验方秘方汇编》第三辑）。

# 三、产后恶血上冲

产后恶血上冲为产后三冲之一，多因分娩后恶露不下或下而不畅，以致恶血随气上冲，扰乱心神所致。主要症状为神志错乱、癫狂等，属产后重病。

**【主治】** 产后面紫（乃恶血上冲气壅，口不能合）。
**【方药】** 山楂（炒枯）一两
**【制法】** 童便煎。
**【用法】** 内服。
**【出处】** 商专刘柏芬（《河南省中医秘方验方汇编》续二）。

**【主治】** 产后晕倒，不省人事，眼黑耳鸣。
**【方药】** 加味佛手散：当归三钱　川芎三钱　荆芥五钱
**【用法】** 童便引，水煎服。
**【出处】** （《祁州中医验方集锦》第一辑）。

**【主治】** 产妇心腹作疼，忽然牙关紧急，以失笑散，不久即苏。
**【方药】** 四物汤加炮姜、肉桂、陈皮。
**【出处】** （《祁州中医验方集锦》第一辑）。

**【主治】** 产后瘀血上冲，不省人事，不顾羞耻，未过十日者。

**【方药】** 当归一两　川芎三钱　桃仁三钱　红花三钱　元胡三钱　蒲黄三钱　姜炭八分　元桂八分　郁金三钱　胆星三钱　青皮三钱　陈皮三钱　白芍（酒炒）三钱　甘草（炙）二钱

**【制法】** 水煎。

**【用法】** 内服，服二剂后，去胆星、郁金，再加枳壳、云苓、黄酒、童便。

**【出处】** 尉氏周大成（《河南省中医秘方验方汇编》续二）。

## 附：产后癫狂

**【主治】** 产后发狂。

**【方药】** 苎麻兜

**【制法】** 将苎麻兜洗净切片，煎浓汁。

**【用法】** 内服。

**【出处】** 浠水县（《湖北验方集锦》第一集）。

**【主治】** 产后癫狂。

**【方药】** 自已胎盘（瓦上焙黄焦）　血珀一钱　元寸五厘

**【制法】** 上药共为细末。

**【用法】** 黄酒冲服使发汗，然后再用当归五钱、菖蒲五钱，水煎服。

**【出处】** 濮阳董长太（《河南省中医秘方验方汇编》续一）。

【主治】 产后恶露不下，瘀血攻心，狂言谵语。

【方药】 干荷叶二两　刘寄奴三钱　生蒲黄三钱　桃仁（炒）三钱　羊鲜血为引

【制法】 水煎。

【用法】 内服。

【出处】 濮阳高世显（《河南省中医秘方验方汇编》续一）。

【主治】 产后热入血室，昼则明白，夜则昏迷谵语。

【方药】 党参一钱半　柴胡一钱半　条芩　法夏各三钱　炙草一钱　生地三钱　生姜三片　红枣七枚

【用法】 水煎两次，先后温服，连服三剂。

【出处】 陈静安（《崇仁县中医座谈录》第一辑）。

【主治】 产后四日，神乱不安眠，言语错乱，腹泻。

【方药】 人参一钱　茯神四钱　建莲子四钱　寸冬二钱　炒枣仁三钱　竹叶二钱　龙牙二钱　牡蛎二钱　炒山药二钱　泽兰叶二钱　炙草一钱

【用法】 水煎服。

【治验】 陈三成内患此症，服药一剂而愈。多人用此效果佳。

【出处】 西北马村李振生（《祁州中医验方集锦》第一辑）。

【主治】 产后血虚，心神恍惚，言语失度，睡卧不安。

【方名】 茯神散

【方药】 茯神 人参 龙齿（研） 琥珀 赤芍 黄芪 牛膝各五分 生地一钱 桂心五分

【用法】 水煎，温服。

【出处】 王玉港江庭荣（《十万金方》第十辑）。

【主治】 产后血晕，发狂妄言，脱血神昏。

【方名】 泽兰汤

【方药】 当归四钱 川芎二钱 人参一钱 柏子仁二钱 茯神三钱 桃仁三钱 黑姜二钱 智仁二钱 陈皮三钱 泽兰二钱 黑芥穗三钱 枣仁三钱 炙甘草一钱

【用法】 水煎服。

【出处】 丰宁县张亦霄（《十万金方》第十辑）。

【主治】 产后谵语。

【方药】 当归三钱 上油桂一钱 赤芍三钱 琥珀二钱 细辛八分 没药一钱半 元胡二钱 朱茯神二钱 元寸少许 生姜引

【用法】 水煎服。

【出处】 彭润生（《河南省中医秘方验方汇编》）。

# 四、子宫复旧不全

子宫复旧不全是产后较常见的并发症，指产后6周子宫仍未能恢复到非孕状态。

本病原因复杂，部分胎盘、胎膜残留，子宫内膜炎或盆腔感染，恶露排出不尽等等均可导致，需要仔细辨别。

【主治】 产后阴门不闭。

【方药】 洋参一钱　骨碎补一钱　五味子一钱　炙黄芪二钱

【用法】 水一碗，煎五分服。

【出处】 漳浦县长桥官浔保健院何憨生（《采风录》第一集）。

【主治】 妇女产后子宫不收，产门不闭。

【方药】 人参三钱　当归一两　川芎五钱　坤草二钱　甘草一钱

【用法】 水煎服。

【出处】 深县（《十万金方》第十辑）。

## 附：产后子宫下垂

**【主治】** 产后子宫下垂。

**【方药】** 风不动（石壁藤）二两

**【用法】** 同雄猪肚一个煮。分三次服。

**【出处】** 省中医进修学校第四期（《福建省中医验方》第四集）。

**【主治】** 妇女产后子宫不收。

**【方药】** 醋三分　冷水七分

**【制法】** 将上二味和匀。

**【用法】** 向产妇面部一噀一缩，三噀即收。

**【出处】** 西安市中医学习班常建志（《中医验方秘方汇集》）。

**【主治】** 产后子宫下垂。

**【方药】** 棕树根二两　甲心肉（猪肉）四两

**【用法】** 先将棕树根煎汤，炖甲心肉服。再用棕树根一两左右，加白步练连根四五钱，炖童雌鸡服二次，即可断根。

**【出处】** 福安县社口联合诊所陆尚志（《福建省中医验方》第四集）。

**【主治】** 产后子宫下垂。

**【方药】** 嫩茄子（刚出节的）七个　猪肉半斤

【制法】 同煨烂。

【用法】 一次吃完，连吃两天有效。

【出处】 孝感专署（《湖北验方集锦》第一集）。

【主治】 产后子宫下垂。

【方药】 红菊一两 老姜二两 胡椒一两

【用法】 将上药纳入猪胃内，再合金樱根四两，红草麻根五钱，合炖。先服其汤，后吃其肉。

【出处】 曾道行（《福建省中医验方》第四集）。

【主治】 子宫脱垂不收。

【方药】 枳壳四两 嫩地棕三两 棉花根三钱 水四斤 童便一斤

【用法】 上药文火煎半日。一剂做三日服完，连服二剂即收，重症可以多服一二剂。

【出处】 重庆市第一中医院唐阳春（《四川省中医秘方验方》）。

【主治】 产后子宫下坠。

【方药】 黄芪一两 杉树皮二两 韭菜子四钱

【制法】 水煎。

【用法】 日服三次，用红糖冲服。

【出处】 天门县（《湖北验方集锦》第一集）。

【主治】 产后因用力过甚，子宫脱出。

【方药】 当归三钱 黄芪六钱 枳实一钱半 山楂三钱

【用法】 煎服，一日三次。

【出处】 澧县中医郭定发（《湖南省中医单方验方》第二辑）。

【主治】 子宫脱出。

【方药】 当归二钱 杭芍二钱 炙芪二钱 党参二钱 升麻五分

【用法】 水煎服。

【出处】 五文汉（《大荔县中医验方采风录》）。

【主治】 产后子宫下垂。

【方药】 苏党参三钱 升麻（酒制）一钱五分 生黄芪六钱 五倍子一钱 乌梅肉四枚 小茴香一钱

【用法】 水煎服。

【出处】 南安县诗山区码头联合诊所戴汉蜀（《福建省中医验方》第四集）。

【主治】 产后子宫下垂。

【方药】 补中益气汤加黄芪一两

【用法】 水煎服。

【出处】 寿宁县平溪蔡孟林（《福建省中医验方》第四集）。

【主治】 子宫脱垂和阴道壁脱出。

【方药】 黄芪四钱 当归三钱半 白术三钱 升麻八分 党参二钱半 甘草五分 牡蛎粉四钱 大枣五分 水煎服。

【加减】 有热者，加知母三钱；虚弱者，加党参二钱；年久者，加五倍子四分。

【用法】 以上药物用水煎一剂，分三至五次服用；外用五倍子五钱熬水，熏洗患部。但内服药应多服几剂，效果始著。

【出处】 江津妇幼保健所（《四川省中医秘方验方》）。

【主治】 产后子宫脱出，数日不上。

【方药】 当归三钱 川芎二钱 熟地三钱 党参三钱 云苓三钱 白术三钱 山药三钱 桂楠三钱 黄芪三钱 炙草二钱 升麻四钱 水酒一杯

【制法】 水煎。

【用法】 内服，另外用蓖麻子四两去皮，捣烂摊布上贴头巅上，十小时可收上。

【提示】 子宫收上后，须随时将蓖麻子去掉。

【出处】 商专张超彬（《河南省中医秘方验方汇编》续二）。

【主治】 产后子宫下坠。

【方药】 炙黄芪三钱 炙党参三钱 百部二钱 当归三钱 炙升麻二钱 茯苓三钱 柴胡三钱 续断三钱 芡实四钱 熟地三钱 光条三钱 陈皮二钱 砂仁二钱 元肉三钱

【制法】 水煎。

【用法】 日服三次。

【出处】 监利县（《湖北验方集锦》第一集）。

# 五、产后气血虚

由于分娩过程中的能量消耗、创伤和出血，导致产妇元气耗损，气血不足，称为产后体虚。主要症状有怕冷怕风、心悸气短、出虚汗、腰膝酸软、四肢乏力、面色晦暗、卵巢功能减退、产后性冷淡等。

**【主治】** 产后气血虚寒，腰以下发冰冷。

**【方药】** 生黄芪三钱　当归身三钱　焦白术三钱　大熟地三钱　吴茱萸三钱　肉苁蓉二钱　川杜仲三钱　川牛膝三钱　川木瓜三钱　川续断三钱　上肉桂一钱　粉丹皮三钱　炙甘草一钱　川炮姜二钱　小茴二钱引

**【用法】** 水煎服。

**【出处】** 张心宁（《河南省中医秘方验方汇编》）。

**【主治】** 产后血虚，外受风寒，身热头痛腰痛，心烦气短。

**【方药】** 生黄芪二钱　当归身三钱　焦白术三钱　大熟地三钱　川芎二钱　黑荆穗一钱半　炒杏仁二钱　川牛膝三钱　川续断三钱　炒杜仲三钱　黄芩二钱　桑寄生三钱　朱茯神三钱　炒枣仁三钱　杭寸冬二钱　上蒙桂五分

【用法】 水煎服。

【出处】 张心宁（《河南省中医秘方验方汇编》）。

【主治】 产后血虚，怔忡恍惚、惊悸、言语不清、自汗。

【方药】 生黄芪三钱 净归身三钱 焦白术三钱 川芎二钱 炒枣仁三钱 上肉桂一钱 柏子仁三钱 朱茯神三钱 云茯苓二钱 远志三钱 朱寸冬二钱 广木香五分 大熟地三钱 潞党参三钱 炙甘草一钱 姜引

【用法】 水煎服。

【出处】 张心宁（《河南省中医秘方验方汇编》）。

【主治】 产后中气虚弱，腹胀，大便闭结。

【方药】 党参 茯苓 白术 甘草 当归 白芍 阿胶各三钱 大云 麻仁 核桃肉各二钱

【用法】 煎服。

【出处】 桃江县中医杨若鹏（《湖南省中医单方验方》第二辑）。

【主治】 产后虚弱诸病。

【方药】 十全大补汤：人参 白术 云苓 粉草 当归 川芎 熟地 酒芩 黄芪

【用法】 水煎服。

【提示】 此方性温平，补养气血，壮健脾胃，乃诸虚百损第一方也。

【出处】 （《祁州中医验方集锦》第一辑）。

# 六、产后头晕头痛

中医认为，产后头晕头痛是由于产后失血过多，血气不足；或血瘀，血行不畅；或身体虚弱，寒邪侵袭而致。

**【主治】** 产后头晕，由于瘀血上攻者。
**【方药】** 郁金三钱
**【制法】** 为细末。
**【用法】** 用童子小便送服。
**【提示】** 服药半小时后即清醒。
**【出处】** 阳原县陈尚祯（《十万金方》第三辑）。

**【主治】** 产后眩晕。
**【方药】** 焦荆芥三两
**【用法】** 水煎服。
**【提示】** 服后立醒，再随症治之。
**【出处】** 西宁上游公社医疗所李华如（《中医验方汇编》）。

**【主治】** 产后头疼不止。
**【方药】** 芳香　菊花各等分

【用法】 元酒煎服，每日两次。
【出处】 张道芳（《吉林省中医验方秘方汇编》第三辑）。

【主治】 产后血虚头痛。
【方药】 归身三钱 白芍三钱 茯苓三钱 川芎一钱
【制法】 水煎。
【用法】 内服。
【出处】 沔阳县（《湖北验方集锦》第一集）。

【主治】 产后头痛。
【方药】 川芎五钱 当归五钱 莲须五钱 葱头五个 生姜五片
【用法】 水煎，饭后服。
【出处】 西宁铁路医院（《中医验方汇编》）。

【主治】 产后头痛。
【方药】 口芪 人参 白术 陈皮 当归 升麻 柴胡 蔓荆子 川芎 藁本 甘草
【出处】 （《祁州中医验方集锦》第一辑）。

【主治】 产后头痛潮热、污浊未尽者。
【方药】 太子参三钱 白芍二钱 杜仲三钱 熟地三钱 黑姜二钱 蔓荆子二钱 续断三钱 楂肉二钱 茯苓三钱 白术二钱 当归二钱 益母草二钱
【制法】 水煎。
【用法】 内服。
【出处】 沔阳县（《湖北验方集锦》第一集）。

# 七、产后身痛

产后身痛是指产褥期内，产妇出现肢体、关节的酸痛，麻木，重着。本病亦称“产后关节痛”，俗称“产后风”。

**【主治】** 产后风。
**【方药】** 蚕豆皮五钱
**【用法】** 焙干为面，黄酒送下。
**【出处】** 安国县安固城马庆吉（《祁州中医验方集锦》第一辑）。

**【主治】** 产后风。
**【方药】** 黑驴蹄一个
**【制法】** 焙焦，研末。
**【用法】** 黄酒冲服，发汗。
**【出处】** 胡大本（《河南省中医秘方验方汇编》）。

**【主治】** 产后风，久治不愈。
**【方药】** 乌牛角一个
**【制法】** 焙干，研细末。

【用法】 每次服一钱，姜水送下，日服三次，半月可愈。

【出处】 南乐李文卿（《河南省中医秘方验方汇编》续一）。

【主治】 产后风。

【方药】 鱼鳔二两

【制法】 将鱼鳔炒成炭，为末。

【用法】 每服三钱，黄酒送下即愈。

【出处】 商专刘柏芬（《河南省中医秘方验方汇编》续二）。

【主治】 产后风，振寒战慄。

【方药】 葱白（大拇指粗者）四寸

【制法】 用无焰火将葱烧熟取出，将外皮剥去，装在细绸子桶内。

【用法】 放入阴道内，另用红糖二两，开水冲服，复被取汗，约四小时之久，将阴道内之葱桶取出。

【出处】 商丘刘蕴清（《河南省中医秘方验方汇编》续二）。

【主治】 产后风。

【方药】 小猪睾丸（阉猪时取出者）或雌猪子肠亦可

【制法】 阴干，砂锅片上焙黄为末，瓶贮备用。

【用法】 每服一个睾丸之末，并用荆芥三钱，紫苏三钱，防风三钱，乌梅三个，大葱头二个，煎汤加黄酒一两送服，服后盖被出汗即愈。

**【出处】** 新专史延宾（《河南省中医秘方验方汇编》续二）。

**【主治】** 产后风。

**【方药】** 猪鞭（阴干）一条　豆淋酒

**【制法】** 猪鞭用阴阳瓦焙干研末，豆淋酒法，用黑豆二两，酒六两，一面炒豆，一面烧酒，至豆乱响时，把热酒冲豆内，去豆用酒。

**【用法】** 轻者每服一分，重者二至三分，不可过量，豆淋酒送服，服后盖被出汗。

**【出处】** 清丰杨荣林（《河南省中医秘方验方汇编》续一）。

**【主治】** 产前产后风（周身疼痛半边不遂）。

**【方药】** 酒水风一钱　南星片一钱

**【制法】** 共为细末。

**【用法】** 内服水酒送下（服一次）。

**【禁忌】** 忌发汗。

**【出处】** 商专刘相乾（《河南省中医秘方验方汇编》续二）。

**【主治】** 产后风（寒热往来，寒战头痛，甚者牙关紧闭）。

**【方药】** 荞麦地里小麻不拘多少　红糖适量

**【制法】** 水煎，冲入红糖。

**【用法】** 内服，发汗即愈。

**【出处】** 商专进修班（《河南省中医秘方验方汇编》续二）。

**【主治】** 产后风，牙关紧闭。

**【方药】** 黄丹七钱 火硝五钱 胡椒三钱

**【制法】** 共研细末。

**【用法】** 每次用二钱，醋调搽病人手心，汗出即愈。

**【出处】** 南乐朱聚宝（《河南省中医秘方验方汇编》续一）。

**【主治】** 产后风。

**【方药】** 艾叶一两 荆芥四两 防风四两

**【用法】** 用草纸包药放盒内燃烧，熏阴户即愈。

另用：当归八钱 川芎四钱 黑干姜四分 桃仁七个 乌梅三个 炙甘草五分 艾叶五个 水煎，加黄酒二三两内服。

**【出处】** 安阳陈珍汉（《河南省中医秘方验方汇编》续一）。

**【主治】** 产后风（昏迷不醒发烧）。

**【方药】** 玉仙草 黑荆芥各三钱 红糖 黄酒引

**【用法】** 水煎服。

**【出处】** 李靖臣（《河南省中医秘方验方汇编》）。

**【主治】** 产后风。

**【方药】** 麻黄五钱 红花三钱 桃树根皮五钱 桑枝五钱

【用法】 黄酒为引，水煎服。

【出处】 郑章医院许子珍（《祁州中医验方集锦》第一辑）。

【主治】 产后风（并治一切风病）。

【方药】 黄蜡三钱　鱼鳔三钱　荆芥三钱　黄酒一盅

【制法】 水煎。

【用法】 内服。

【禁忌】 忌鸡肉百日，误食之窒息而死。

【出处】 商专毛慕文（《河南省中医秘方验方汇编》续二）。

【主治】 产后风。

【方药】 诃子三钱　米壳三钱　淡竹叶三钱　砂仁三钱　大枣十八个

【制法】 水煎。

【用法】 内服。

【加减】 虚弱者，可加绵芪、党参、当归身；有瘀血，加活血药。

【出处】 洛专李振华（《河南省中医秘方验方汇编》续一）。

【主治】 产后腰痛。

【方药】 败酱草一钱　当归一钱　川芎六分　白芍六分　桂心六分

【用法】 水煎服。

【禁忌】 忌食生葱生蒜。

【出处】 西宁铁路医院（《中医验方汇编》）。

【主治】 产后风。

【方药】 芥穗炭三钱　明天麻一钱　青皮一钱　川芎一钱　炮姜一钱

【用法】 水煎服。

【出处】 北段村杨国珍（《祁州中医验方集锦》第一辑）。

【主治】 产后风。

【方药】 荆芥两半　防风一两　钩丁三两　苏叶一两半　薄荷一两半

【制法】 上药共为细末，于冬至日不见太阳，装入鲫鱼肚内用线缝合，挂阴处干之，瓦上焙干研细。

【用法】 每服一钱，黄酒冲服，发汗即愈。

【出处】 西平郭俊卿（《河南省中医秘方验方汇编》续二）。

【主治】 产后风。

【方药】 仙人头三个　白胡椒五十粒　川干姜五钱　良姜五钱　独头蒜五个　对瓣葱二根

【制法】 其他各药研细末，用葱蒜捣合为丸。

【用法】 摊在患者双手然后将手用棉花裹上。四五分钟见汗而愈。

【出处】 唐县申庆安（《十万金方》第十辑）。

**【主治】** 产后腰疼。

**【方药】** 川芎一钱半 大活三钱 肉桂一钱半 川断二钱 牛膝一钱 桑寄生三钱半

**【用法】** 水煎服。

**【出处】** 博野社医院傅定国（《祁州中医验方集锦》第一辑）。

**【主治】** 产后风。

**【方药】** 二丑八粒 鲜姜一两 去核小枣七个 茶叶一两 黑乌豆二十九个 绿豆四十个

**【用法】** 水煎服，发汗即愈。

**【出处】** 郑章村医院安振芳（《祁州中医验方集锦》第一辑）。

**【主治】** 产后腰腿痛。

**【方药】** 当归 熟地 牛膝 杜仲 大活各三钱 川断 羌活各二钱 肉桂一钱半

**【用法】** 水煎服。

**【出处】** 安平县蔡宠锡（《十万金方》第三辑）。

**【主治】** 产后风。

**【方药】** 当归三钱 川芎三钱 桃仁三钱 炮姜三钱 菖蒲三钱 远志三钱 蒲黄（微炒）三钱 灵脂三钱 芥灰四钱 钩丁四钱 炙甘草一钱 黄酒 黑豆引

**【用法】** 水煎服。

**【出处】** 张庚子（《河南省中医秘方验方汇编》）。

【主治】 产后风：角弓反张，口吐血沫，牙关紧闭，不能言语，心思不清，手足瘛疭，不省人事，脉搏伏紧。

【方药】 生黄芪三钱　净归身三钱　炒白芍二钱　川芎二钱　炒杏仁二钱　炙麻黄一钱　黄芩二钱　上肉桂一钱　石菖蒲二钱　朱茯神三钱　远志三钱　汉防己钱　酒防风一钱　党参三钱　炙甘草一钱　童便引

【用法】 水煎服。

【出处】 张心宁（《河南省中医秘方验方汇编》）。

【主治】 产后风。

【方药】 当归三钱　红花二钱半　蜈蚣三条　全蝎一钱　血竭花四钱　儿茶三钱　荆芥二钱　防风三钱　白芷三钱　升麻三钱

【制法】 上药共为细末。

【用法】 每服三钱，黄酒、童便冲服，微汗。

【出处】 濮阳李忠林（《河南省中医秘方验方汇编》续一）。

【主治】 产后四肢串痛。

【方药】 当归五钱　川芎三钱　新红花二钱　秦艽四钱　大活三钱　双钩三钱　川续断四钱　鸡血藤四钱　防己三钱　灵仙三钱

【制法】 水煎，加童便黄酒为引。

【加减】 因伤风者，加天麻三钱；因寒者，加附子一钱，桂楠三钱。

【用法】 内服。

【出处】 清丰冯明道（《河南省中医秘方验方汇编》续一）。

【主治】 产后关节疼痛。

【方药】 当归一钱　桑寄生一钱　黄芪　甘草　白术　独活　肉桂　牛膝各八分

【用法】 薤白少许引，水煎服。

【出处】 王慰初（《大荔县中医验方采风录》）。

【主治】 产后骨节疼。

【方药】 党参二钱　炙芪二钱　天麻一钱半　白术一钱半　云苓一钱半　杭芍一钱　桑寄生三钱　薤白三钱　川断二钱　甘草一钱半　生姜七片引

【用法】 水煎服。

【出处】 康治伯（《大荔县中医验方采风录》）。

【主治】 产后因气血停滞而致腰胁痛。

【方药】 乌药三钱　广木香一钱八分　桃仁钱半　五灵脂三钱　白芍药三钱　山楂三钱　红花二钱五分

【制法】 水煎。

【用法】 内服。

【出处】 大冶县（《湖北验方集锦》第一集）。

【主治】 产后风。

【方药】 全当归（酒炒）五钱　明天麻五钱　京赤芍三钱　广木香二钱　陈香墨一钱　佛面金二十张　飞白面适量

【制法】 共为细末，黄酒和为丸，如鸡蛋黄大。

【用法】 每服一丸，肚痛黑豆为引，发寒热秫秫炒为引。开水送下，出汗即效。屡验。

【出处】 商专朱文彬（《河南省中医秘方验方汇编》续二）。

【主治】 产后风寒热、角弓反张，二目上视。

【方药】 当归三钱 川芎二钱 云苓二钱 白术二钱 桃仁三钱 红花一钱 元胡三钱 钩丁二钱 僵虫二钱 川贝二钱 天麻二钱 广皮三钱 缩砂二钱 坤草二钱 炙草一钱 水酒及刘寄奴适量为引

【制法】 水煎。

【用法】 内服。

【出处】 商专许万成（《河南省中医秘方验方汇编》续二）。

【主治】 产后遍身疼痛，手足不能转动（偏于寒湿者宜之）。

【方药】 当归五钱 白术五钱 独活三钱 肉桂三钱 川牛膝三钱 杜仲五钱 续断三钱 薤白三钱

【制法】 水煎。

【用法】 日服三次，每日一剂。

【出处】 孝感专署（《湖北验方集锦》第一集）。

【主治】 男女腰腿疼痛，尤其是产后妇女腰腿痛有卓效。

【方名】 木耳丸

【方药】 木耳六两 木瓜一钱 当归五钱 羌活五钱 独活五钱 杜仲二两 牛膝一两 甘草三钱 绿豆二两 乳香三钱 没药三钱 蜂蜜

【制法】 共为细末，炼蜜为丸，每丸三钱。

【用法】 每日服两次，每次两丸，早晚空心黍酒送下。

【治验】 ①康保县张盖营范老太太腰痛腿疼，诸药无效，经服此丸一料痊愈。②蒙古营子刘治安内人30岁，产后腰脊疼痛，难以转动很是严重，服此丸两料病症痊愈。

【出处】 康保县土城子公社医院李春（《十万金方》第二辑）。

【主治】 产后周身麻木，腰腿疼痛及腹痛。

【方药】 川芎二钱 丹皮二钱 木瓜二钱 丹参二钱 秦艽四钱 独活二钱 当归二钱 香附二钱 牛膝二钱 陈皮二钱 甘草二钱 赤芍二钱 茯苓二钱 生芪四钱 防风二钱 生地二钱 桃仁二钱 红花二钱 杜仲三钱

【用法】 水煎服三次。孕妇忌服。

【出处】 梅河口张辅忱（《吉林省中医验方秘方汇编》第三辑）。

【主治】 产后身疼痛。

【方药】 川芎钱半 白芍三钱 熟地二钱 当归二钱 羌活二钱 大活二钱 香附二钱

【用法】 水煎服。

【出处】 博野社医院傅定国（《祁州中医验方集锦》第一辑）。

【主治】 产后腰疼。

【方药】 炒黑当归五钱 川芎二钱 黄芩二钱 柴胡一钱半

焦栀子一钱　去皮桃仁十粒　红花五分　桑寄生四钱　乳香二钱　没药二钱　熟军二钱　童便一盅为引

【用法】　水煎服。

【治验】　南段村刘某某，年二十八岁，产后腰腿疼痛，服本方而愈。

【出处】　北段村史云如（《祁州中医验方集锦》第一辑）。

【主治】　产后风，产后七天全身疼痛。

【方药】　当归一两　川芎四钱　桃仁一钱　炮姜一钱　红花一钱　枳壳（炒）二钱　广皮二钱　荆芥（酒炒）三钱　口风（酒炒）三钱　炙草一钱　童便　酩酼酒适量

【制法】　水煎。

【用法】　内服，微发汗。

【出处】　商专苑铭珂（《河南省中医秘方验方汇编》续二）。

【主治】　产后遍身痛，腰背不能转侧。

【方药】　当归三钱　白术一钱　人参一钱　黄芪八分　牛膝八分　独活八分　肉桂五分　薤白一钱　生姜三片

【制法】　水煎。

【用法】　内服。

【出处】　商专张如山（《河南省中医秘方验方汇编》续二）。

【主治】　产后风，浑身痛。

【方药】　当归一两　川芎四钱　炒桃仁一钱　炮姜一钱　红

花一钱　炒枳壳二钱　酒炒黄芩三钱　酒炒防风三钱　炙甘草一钱

【制法】 水煎，兑入童便、酩醯酒各一盅。

【用法】 内服，微出汗。

【出处】 商专陈振中（《河南省中医秘方验方汇编》续二）。

【主治】 产后风，腰硬、牙关紧闭。

【方药】 珍珠子三钱　独蒜头七个　豆秸灰二钱　血余炭二钱　官粉二钱　无名异三钱　巴豆米（去油）二钱　麻秆灰二钱　苏子三钱　朱砂二钱　川乌二钱　牙皂二钱　葱白一个　蜂房（煅）三钱

【制法】 共捣为丸。

【用法】 将丸握手内取汗，汗出即去药，遂愈。

【出处】 商专进修班（《河南省中医秘方验方汇编》续二）。

【主治】 产后出血过多的产后风，脉微弱如无，唯左关独动者。

【方药】 砂仁拌熟地二两　萸肉三钱　茯苓四钱　泽泻（盐炒）三钱　炙草二钱　桂楠一钱　大艽三钱　黑附片二钱　钩丁三钱　天麻二钱　大活一钱　川羌一钱　川牛夕三钱

【制法】 水煎。

【用法】 内服。

【出处】 驻马店刘濬九（《河南省中医秘方验方汇编》续二）。

【主治】 产后风。

【方药】 鲫鱼一斤 荆芥五钱 防风五钱 钩丁五钱 全苏二两 薄荷三钱 僵虫一两

【制法】 将后五味药共为细末，于冬至日装入鲫鱼肚内，挂背阴处风干备用，用时焙干研末。

【用法】 每服三钱，黄酒送下，发汗自愈。

【出处】 遂平陈西名（《河南省中医秘方验方汇编》续二）。

【主治】 产后风。

【方药】 黑芥穗五钱 当归一两 川芎三钱 苍术炭五钱 黑楂肉三钱 茯神一两 艾叶七片 桃仁一钱 钩藤三钱 僵虫三钱 天麻二钱 红花一钱 黑豆一合

【制法】 水煎。

【用法】 内服。

【出处】 新专苏景康（《河南省中医秘方验方汇编》续二）。

【主治】 产后出血过多，腰痛、骨盆痛。

【方药】 熟地五钱 云苓三钱 山药三钱 山萸二钱 丹皮二钱 泽夕二钱五分 肉桂二钱 川附子二钱 川断二钱 杜仲二钱

【用法】 水煎服。

【禁忌】 生冷物品。

【出处】 桦甸县（《吉林省中医验方秘方汇编》第三辑）。

【主治】 产后风。

【方药】 酒当归八钱 川芎三钱 赤芍二钱 红花二钱 桃仁三钱 麻黄三钱 甘草五分 泽兰三钱 姜炭五分 芥穗三钱

【用法】 老酒、童便为引，煎服，出汗即好。

【出处】 桦甸县（《吉林省中医验方秘方汇编》第三辑）。



【主治】 产后少腹痛（俗名衣疙瘩痛），此乃瘀血之所致。

【方名】 加味生化汤

【方药】 当归四钱 元胡醋（炒）二钱 广木香一钱半 川芎二钱 香附（醋炒）二钱 桃仁二钱 牛膝三钱 炮姜一钱 丹参三钱

【加减】 脉数加丹皮二钱，脉迟加肉桂一钱，气虚加党参三钱，不眠加枣仁三钱。

【用法】 水煎服。

【出处】 新河县宋润身（《十万金方》第十辑）。

# 八、产后受风

产后受风，指产后感受外邪而引起的病证。轻者头痛恶寒，时见发热，心下闷，干呕汗出等；重者发热面赤，喘而头痛，甚则牙关紧闭，角弓反张，不省人事等。

**【主治】** 产后伤风（月内风）。

**【方药】** 苋菜头五钱

**【用法】** 水煎服。

**【出处】** 龙岩县陈友谱（《福建省中医验方》第二集）。

**【主治】** 产后伤风（月内风）。

**【方药】** 马鞭草

**【用法】** 每次五钱至八钱，水煎服。如产后七日内，冲红糖少许服之。

**【出处】** 诏安县陈韡之（《福建省中医验方》第二集）。

**【主治】** 产后中风。

**【方药】** 荆芥一两

**【制法】** 炒黑，研为细末。

【用法】 热酒兑童便冲服。

【出处】 张心宁（《河南省中医秘方验方汇编》）。

【主治】 产后中风，发热痉挛。

【方药】 荆芥穗（去梗炒焦）三两

【用法】 以黄酒六两煎；不能饮酒者，可以酒水各半煎十分钟，待温顿服。

【提示】 凡产后风症，用之有相当疗效，昔名古拜散，方用一两，余遇重症，有时用四至五两，如再有并发症，可加对症药，分量以二三钱为准。

【出处】 西安市中医进修班徐玉琳（《中医验方秘方汇集》）。

【主治】 产后中风，手足瘛疭，角弓反张。

【方药】 荆芥三钱

【制法】 将荆芥微炒，研末。

【用法】 每次三钱，用童便调服。

【出处】 孝感专署（《湖北验方集锦》第一集）。

【主治】 产后中风。

【方药】 芥穗三钱

【用法】 去梗炒焦，以黄酒六两煎服，如不能饮酒者，以酒水各半，煎至十分钟温服。

【出处】 梨树县王保仁（《吉林省中医验方秘方汇编》第三辑）。

**【主治】** 产后中风。

**【方药】** 苍耳子根一两二钱

**【用法】** 水煎服。若无发热者，加当归三钱，酒一小杯煎服。

**【治验】** 在临床上经治五十余例，皆效。

**【出处】** 漳浦县佛坛人民公社大坑杨耀奇（《采风录》第一集）。

**【主治】** 产后中风。

**【方药】** 鸡蛋经孵十天后取胎三粒

**【用法】** 用生姜、麻油炒后，加酒半碗，炖服。

**【出处】** 南靖县乘东风公社李作霖（《采风录》第一集）。

**【主治】** 产后受风，牙关紧闭，四肢痉挛。

**【方药】** 炒黄杞果三钱　琥珀一钱半

**【用法】** 研细面为一剂，黄酒一两送下，见汗即愈。

**【治验】** 刘某某之妻，三十八岁，产后二日，牙关紧闭，服本方而愈。

**【出处】** 安国庞各庄医院刘凤章（《祁州中医验方集锦》第一辑）。

**【主治】** 产后中风，口眼㖞斜，手足抽掣，角弓反张，牙关紧闭。

**【方药】** 黑荆芥（研末）三钱　生姜六片

**【用法】** 先将芥穗炒黑研末，再用生姜煎水吞服，倘牙关不开者，可用生姜汁滴鼻奇效。

**【出处】** 陈静安（《崇仁县中医座谈录》第一辑）。

**【主治】** 产时因受冷风，而致口眼㖞斜，手足挛急。

**【方药】** 木耳四两 枸杞四两

**【制法】** 以上二味用醋炙，晒干为末，炼蜜为丸。

**【用法】** 此药七日服完，每天早晨服一次，服到三日则出汗，服到七日时又出汗。在一个月内应禁避风寒，宜吃甜饭。

**【出处】** 怀安县杨秀卿（《十万金方》第二辑）。

**【主治】** 产后中风，牙关紧闭，不省人事。

**【方药】** 炒黑黑豆半斤 大葱一棵

**【用法】** 水煎服，引用黄酒。

**【出处】** 郑章医院王文郁（《祁州中医验方集锦》第一辑）。

**【主治】** 产妇中风，不省人事，流涎沫。

**【方药】** 当归二钱 荆芥二钱

**【用法】** 水一碗，童便二分，酒二分，煎七分灌服。

**【出处】** 南靖县龙山保健院杨当仁（《采风录》第一集）。

**【主治】** 产后中风，以及四肢搐搦等症。

**【方药】** 当归一两 川芎二钱 黑荆芥二钱 陈皮二钱

**【制法】** 加酒煎，兑童便。

【用法】 内服。

【出处】 襄樊市（《湖北验方集锦》第一集）。

【主治】 产后中风（产后满身疼痛，食欲不振）。

【方药】 茶叶一两　姜三片　小枣七个　葱根带须三个　黑豆三十九粒　绿豆四十一粒　打破核桃三个

【用法】 清水煎服，服后发汗即愈。

【治验】 枣强县杨庄彭佩生之妻，产后中风，服本方而愈。

【出处】 伍仁桥乡军诜村李耀增（《祁州中医验方集锦》第一辑）。

【主治】 产后中风。

【方药】 当归　白芍　川芎　台参　黄芪　天麻　荆芥　防风各三钱　秦艽　羌活　肉桂各二钱　甘草一钱

【用法】 水煎服。

【出处】 安平县蔡宠锡（《十万金方》第三辑）。

【主治】 妇女产后中风，四肢不利。

【方药】 人参一钱　天麻一钱　防风一钱　羌活一钱　远志一钱　柏子仁一钱　枣仁一钱　细辛三分　南星三钱　菖蒲一钱　山萸一钱

【制法】 共为细面，炼蜜为丸，辰砂为衣。

【用法】 每服二钱，一日二次，早晚饭后服。

【出处】 深县（《十万金方》第十辑）。

**【主治】** 产后手足抽掣，口中涎沫，牙关紧闭（由于产后出血过多，阴虚血枯筋燥所致）。

**【方药】** 酒白芍三钱 川芎一钱 姜炭一钱 月石一钱 当归五钱 半夏三钱 杏仁三钱 阿胶珠三钱 石菖蒲二钱 荷叶梗一钱 钩藤二钱五分

**【制法】** 水煎。

**【用法】** 内服。

**【出处】** 襄樊市（《湖北验方集锦》第一集）。

**【主治】** 产后中风，项强口噤，肢抽不语。

**【方药】** 当归三钱 川芎二钱 桃仁二钱 荆芥三钱 天麻二钱 苍耳三钱 甘草二钱

**【制法】** 煎时加白酒二盅。

**【用法】** 水煎，不拘时服之。

**【治验】** 傅全之妻产后中风，而且抽搐服本方一剂而愈。

**【出处】** 平泉县姜相周（《十万金方》第十辑）。

**【主治】** 产后中风，身体四肢疼痛、腹疼、腰痛。

**【方药】** 当归四钱 口芪二钱 灵仙三钱 云苓三钱 川芎二钱 子黄芩三钱 桂枝二钱 泽兰叶三钱 独活二钱 乳没各四钱 益母草二钱 枳壳二钱 木香一钱

**【用法】** 水煎服。

**【治验】** 西河村马姓妇，年二十五，产后受风，周身疼痛，服本方而愈。

**【出处】** 霍超群（《祁州中医验方集锦》第一辑）。

【主治】 产后中风瘫痪。

【方药】 茯苓四钱 白术四钱 人参二钱 甘草一钱半 当归五钱 熟地四钱 白芍四钱 川芎二钱 黄芪四钱 肉桂一钱 防风三钱

【用法】 清水煎服。

【出处】 路景徐化普（《祁州中医验方集锦》第一辑）。

【主治】 产后风。

【方药】 苎麻根炭三钱 茶叶三钱 葛根三钱 血余炭三钱 白糖二两 核桃（捣）三个 乌木筷子（捣）一支

【用法】 水煎服，服时出汗。

【出处】 榆树县王凤山（《吉林省中医验方秘方汇编》第三辑）。

【主治】 产后中风。

【方药】 马蹄香三钱 菜豆壳二钱 香附一钱五分 丁茄尖二钱 蚶壳草二钱 刀豆壳二钱 千里光一钱五分 薄荷一钱 松寄生二钱 蒲姜寄生二钱

【用法】 水二碗，煎九分服。

【出处】 长泰县城关联合诊所范长（《采风录》第一集）。

【主治】 产后中风。

【方药】 桃寄生三钱 当归三钱 川芎一钱 防风二钱 五灵脂一钱 黑姜五分 荆芥八分 炒芍一钱 益母草一钱 香附一钱 蜜甘草一钱

**【用法】** 水酒各八分，煎八分服。

**【出处】** 南靖县红旗公社曾广山（《采风录》第一集）。

**【主治】** 产后受风，身痛腰痛，腿痛血虚。

**【方药】** 生黄芪三钱　当归身三钱　焦白术三钱　大熟地三钱　川牛膝三钱　川续断三钱　炒杜仲三钱　制鳖甲三钱　西秦艽三钱　川羌活三钱　滴乳香三钱　明没药三钱　桑寄生三钱　独活三钱　甘草一钱　小茴香引

**【用法】** 水煎服。

**【出处】** 张心宁（《河南省中医秘方验方汇编》）。

**【主治】** 妇女在分娩期内感受风湿。

**【方药】** 大风藤二钱　红禾麻三钱　阎王刺二钱　柴苏二钱　过山龙一钱　石南藤二钱　三角峰二钱　白金条一钱　淫羊藿三钱

**【制法】** 加水三小碗，煎汤两小碗。

**【用法】** 内服。

**【出处】** 马玉珍（《贵州民间方药集》增订本）。

**【主治】** 产后受风，发冷发热，恶露不下。

**【方药】** 当归三钱　川芎二钱　坤草三钱　黑姜一钱半　桃仁一钱半　蒲黄三钱　灵脂二钱　红花三钱　元胡三钱　炙草二钱

**【用法】** 水煎服。

**【治验】** 本村唐小仙产后得此症，服本方而愈。

**【出处】** 北祝村杜冠英（《祁州中医验方集锦》第一辑）。

## 附：产后肢体麻木

**【主治】** 妇女产后失调，手脸麻木，不能工作。

**【方药】** 木耳一两 当归四钱 枸杞三钱 宣木瓜三钱 怀牛膝二钱 威灵仙三钱 白芷子三钱 川乌五分 草乌五分 嫩桑枝一大把

**【用法】** 水煎，加酒一盅服。

**【出处】** 阳泉市葛玉溪（《山西省中医验方秘方汇集》第二辑）。

**【主治】** 产后感寒，但无寒热现象，全身疼痛、麻木。

**【方药】** 生口芪四钱 归身五钱 焦贡术三钱 川独活二钱 炒僵蚕三钱 真桑寄生二钱 炮姜八分 官桂一钱 炙甘草五分

**【制法及用法】** 水三杯，煎至一杯，早晚空心温服，渣再煎，共服两次。产后一二日内有效。

**【加减】** 腿疼，加川牛膝一钱五。

**【禁忌】** 生冷食物，避受风寒。

**【出处】** 中阳县侯尔昌（《山西省中医验方秘方汇集》第二辑）。

# 九、产后鸡爪风

双手臂、手指阵发性拘挛强急的病证称为" 鸡爪风"。发作时手臂、手指拘急强直，麻木，不能屈伸，初起时伴头项强痛，畏寒怕冷，无汗。

本病产后容易出现。

**【主治】** 妇人鸡爪风。

**【方名】** 凤凰散

**【方药】** 凤凰花（即蛋内的软皮）

**【制法】** 倒黄为末。

**【用法】** 每服二钱，黄酒四两冲服。

**【出处】** 唐山市高思山（《十万金方》第十辑）。

**【主治】** 鸡爪风。

**【方药】** 当归一两　龟板一两　木耳一两　田螺（炒黄）二两

**【制法】** 共为细末。

**【用法】** 每服二钱，日服二次，黄酒送下。

**【治验】** 北段村史某某，女，三十四岁，毫峡疟屡治屡犯，服本方而愈。

**【出处】** 安国县霍超君（《十万金方》第十辑）。

【主治】 鸡爪风，四肢抽搐。

【方药】 木耳（炒黑存性） 当归（半生半炒） 鱼鳔（沙土炒） 白砂糖各等分

【制法】 共为细面。

【用法】 每服五分至七分，日服三次，白水送下。

【出处】 景县李容川（《十万金方》第十辑）。

【主治】 妇女鸡爪风。

【方药】 木耳二两 当归二钱 肉桂五分 炒窝苣子五钱 龟板五钱

【制法】 共研细面，蜜丸三分重。

【用法】 每服十丸，黄酒送下。

【治验】 怀来城内李永玉妻二十三岁，产后得抽风病，用此药治疗。

【出处】 怀来县李德昶（《十万金方》第十辑）。

【主治】 鸡爪特效。

【方药】 当归 杜仲 牛膝 木瓜 佛手各三钱 木耳四两

【制法】 共为细末。

【用法】 每服三钱，黄酒送下。

【出处】 河北滦县张东兴（《十万金方》第十辑）。

【主治】 妇女产后鸡爪风。

【方药】 龙胆草（酒炒）四钱 炒黄芩三钱 炒栀子三钱 柴胡三钱 甘草一钱 党参二钱 五味子一钱 麦冬三钱 天冬二

钱半　黄连七分　知母四钱

**【用法】** 水煎服。

**【出处】** 山西省卫生厅刘崇德（《山西省中医验方秘方汇集》第二辑）。

**【主治】** 产后筋挛，鸡爪风。

**【方名】** 加减八珍汤

**【方药】** 当归三钱　杭芍三钱　川芎二钱　熟地四钱　台参四钱　焦术三钱　云苓三钱　炙草二钱　黄芪五钱　阿胶珠三钱　桂枝三钱　钩藤三钱

**【用法】** 水煎服。

**【治验】** 矾山二堡村朱明妻，三十余岁，患产后抽搐、鸡爪风、自汗，照前方，黄芪用一两，一剂痊愈。

**【出处】** 涿鹿县任棠林（《十万金方》第一辑）。

**【主治】** 产后抽风（俗名鸡爪风），专治妇人产后失血多，气血虚，腰膝疼痛，四肢抽搐，麻木不仁。

**【方药】** 当归四钱　炙黄芪三钱　川芎一钱半　明天麻一钱半　桂枝一钱半　川乌一钱　草乌一钱　杜仲三钱　宣木瓜三钱　乳香二钱　没药二钱　蝎尾（去毒）三分　炙甘草一钱

**【用法】** 水三盅，煎一盅服，服后服热黄酒四两（不喝酒者可不喝），但不可醉饮。

**【加减】** 若是手抽，用指甲十二个（炮黄、研末）入药内；若是足抽，用足指甲十二个（炮黄、研末）入药内，去桂枝加川牛膝三钱，若是抽而不疼时去川乌、草乌、乳香、没药加秦艽、钩藤各三钱。

【禁忌】 房事和怒气。

【出处】 太原市许玉山（《山西省中医验方秘方汇集》第二辑）。

【主治】 产后鸡爪风。

【方药】 人参一钱 白术一钱半 云苓二钱 甘草一钱 川芎一钱半 当归二钱 白芍三钱 熟地二钱 双钩五钱 桂枝二钱

【用法】 水煎服。

【出处】 博野社医院傅定国（《祁州中医验方集锦》第一辑）。

【主治】 鸡爪风。

【方药】 桂枝四钱 羌活二钱 防风二钱 苍术二钱 麻黄二钱 细辛一钱 炮姜一钱 双钩一钱 甘草一钱 姜三片

【用法】 煎汤空心服，发汗即愈。

【出处】 安国县陈耀宗（《十万金方》第十辑）。

# 十、产后受寒

产后身体比较虚弱，容易出汗，毛孔处于张开状态，很容易着凉受寒，引起关节酸痛。

**【主治】** 月后寒。

**【方药】** 清明草（佛顶珠）　干油菜

**【用法】** 煎水，煮醪糟服。

**【出处】** 威远县中医研究组（《四川省中医秘方验方》）。

**【主治】** 产后受寒，四肢痉挛。

**【方药】** 鸡蛋七个　胡椒四十九粒

**【用法】** 先将胡椒研末，分成九包，鸡蛋打一小孔，每个蛋内放一包胡椒面，泥包烧熟。每晚用热黄酒二两送下鸡蛋（连皮热吃），睡后微汗，食完收效。

**【出处】** 雁北区中医进修班赵庆家（《山西省中医验方秘方汇集》第三辑）。

# 十一、产褥热

产褥热，即“产后发热”，是指产褥期内，出现发热持续不退，或突然高热寒战，并伴有其他症状者。本病类似于西医的产褥感染。

**【主治】** 产褥热。
**【方药】** 螃蟹壳（烧灰存性）
**【用法】** 用童便或米酒冲服。
**【出处】** 莆田县李寿山（《福建省中医验方》第三集）。

**【主治】** 产后寒（产褥热）。
**【方药】** 水案板五钱　童便五钱
**【制法】** 蒸甜酒。
**【用法】** 内服。
**【出处】** 王金安（《贵州民间方药集》增订本）。

**【主治】** 产妇中风、发热、腹绞痛。
**【方药】** 田螺五粒　食盐一钱
**【用法】** 捣烂，敷脐中，布扎住。

【出处】 南靖县龙山保健院杨当仁（《采风录》第一集）。

【主治】 妇人产后发烧。

【方药】 粉丹　黑栀子各三钱

【制法】 研面，兑甜酒。

【用法】 内服。

【出处】 黎汉清（《中医采风录》第一集）。

【主治】 产后高热不退。

【方药】 益母草二钱　枳壳（炒）二钱　川连（酒炒）八分　甘草一钱

【用法】 稍煎温服。

【出处】 会同县中医（《湖南省中医单方验方》第一辑）。

【主治】 产后发热，恶漏不下，小腹痛难忍，脉沉而有力，大便结或不结者。

【方药】 桃仁二钱　桂枝二钱　大黄三钱　芒硝二钱

【制法】 水煎。

【用法】 一剂分二次服，早晚各服一次。

【出处】 孝感专署（《湖北验方集锦》第一集）。

【主治】 产后骨烧。体外不烧，自觉内热、脸红，手足亦烧。

【方药】 炒柴胡二钱　炒前胡二钱　川黄连二钱　乌梅二钱

枣一个引

【制法及用法】 可按照病情斟酌增减用量，满月外用之更宜。水煎，空心热服之。

【禁忌】 生冷、绿豆面、难消化的食物。

【出处】 平遥县王裕普（《山西省中医验方秘方汇集》第二辑）。

【主治】 产后下血过多，恶寒发热，咳嗽，腹胀泄泻。

【方药】 当归三钱　白薇二钱　白芍（酒炒）二钱　荆芥（炒焦）二钱　茜草二钱

【用法】 用水煎服。服后热退、腹胀消失，加白术二钱。

【出处】 蓬安县中医学会（《四川省医方采风录》第一辑）。

【主治】 产后风憎寒壮热，牙关紧闭，项硬。

【方药】 鸽子屎七钱　粉甘葛三钱　干姜三钱　艾叶七个　红糖一两

【制法】 共为细末，分作二包。

【用法】 每服一包，酩酼酒半两至一两送下，出汗愈。

【出处】 商专靳时朴（《河南省中医秘方验方汇编》续二）。

【主治】 产后风，高热痉挛。

【方药】 公鸽屎（如盘龙形的）七个　粉葛三钱　甘姜三钱　麦麸子一把　腊酵醋四两

【制法】 将上药和醋放砂锅片上，炒黄色为末。

【用法】 内服，开水送下，出汗即愈。

【出处】 商专高锡芳（《河南省中医秘方验方汇编》续二）。

【主治】 妇女产后发烧。

【方药】 夏枯草二钱　马鞭鞘二钱　益母草二钱　野叶烟根三钱　橙子壳二钱

【制法】 加水两小碗，煎汤一小碗。

【用法】 内服。

【提示】 驱风寒，败毒祛瘀。

【出处】 张兴臣（《贵州民间方药集》增订本）。

【主治】 产后发热自汗，肢体疼痛，名曰褥劳。

【方药】 当归羊肉汤：当归一钱　人参一钱　黄芪一两　生姜五钱　羊肉一斤

【用法】 煮清汁五大碗，去肉入药，煎至四盏，去渣，作六服，早晚频进。

【出处】 （《祁州中医验方集锦》第一辑）。

【主治】 产后出汗发烧（不出汗者也可用）。

【方药】 党参五钱　当归五钱　生地炭四钱　青蒿二钱　炒白芍二钱　炙草五分

【用法】 用水二杯，煎成一杯，空心服。

【禁忌】 受风、绿豆面、生冷。

【出处】 平遥县王裕普（《山西省中医验方秘方汇集》第二辑）。

【主治】 产褥伤风（产褥热）。

【方药】 正川芎四钱 川红花一钱 川桃仁一钱半 当归八钱 黑荆芥四钱 酒白芍四钱

【用法】 煎黄酒，饭前服。

【提示】 本方用于产后瘀血发热。份量由医师掌握使用。

【出处】 江西黄祖探（《中医名方汇编》）。

【主治】 产后冒闷发热，自汗盗汗，眼目恍恍、视物不清，四肢无力，头晕，口渴，行步欹侧。

【方名】 全生活瘀汤（方出《济阴纲目》）

【方药】 生地一钱半 熟地一钱半 杭芍三钱 川芎一钱 升麻五分 葛根五分 柴胡五分 防风五分 羌活五分 藁本五分 独活五分 细辛五分 蔓荆子一钱 当归二钱 红花一钱 甘草二钱

【用法】 水煎，饭后服。

【出处】 冀县贾润庭（《十万金方》第三辑）。

【主治】 产后未满月受风，内外发烧，头痛不出汗。

【方药】 防风五分 羌活五分 荆芥五分 黑黄芩一钱半 当归三钱 川芎一钱半 黑白芍二钱 白芷五分 炙草五分 薄荷五分引

【用法】 用水一杯，煎成半杯，空心服。

【出处】 平遥县王裕普（《山西省中医验方秘方汇集》第二辑）。

【主治】 虚喘，乍寒乍热如疟，名曰褥劳。

【方药】 猪肾汤：人参　当归　猪腰子（切片）一个　白糯米半合　葱白三根　淡豆豉一合

【用法】 以水煮米熟，取清汁一茶盅，入药煎至八分，不拘时服。

【提示】 此是气血虚不相接顺，故乍寒乍热、无时休息，似疟实非疟也。治以大补气血则病愈矣，人参补气，当归补血。

【出处】 （《祁州中医验方集锦》第一辑）。

【主治】 产后风燥气两感（发热烦渴，自汗，怔忡惊悸不寐）。

【方药】 当归五钱　川芎二钱　桃仁一钱五分　红花一钱　甘草八分　茯神二钱五分　枣仁炒二钱　石菖蒲八分　桔梗二钱　寸冬四钱　元参二钱　柴胡三钱　地骨皮二钱五分　知母二钱　童便为引

【制法】 水煎。

【用法】 内服。

【出处】 商专李华英（《河南省中医秘方验方汇编》续二）。

【主治】 产后瘀积（此方用于产后一月之朔）。

【症状】 产后发热，有汗不解，食欲不振，烦躁失眠，咳嗽，溲短少，大便结。

【方药】 炒荆芥一钱五分　紫丹参二钱　炒车前三钱　白蒺藜一钱五分　上肉桂三分　雅连（水炒）二分　当归尾三钱　炮姜五

分　杏桃仁（去衣研）各三钱　淡附片三分　炒防风一钱五分　炒延胡一钱五分　原炒生地三钱　泽兰一钱五分　穞豆衣五分　益母草煎汁代水

**【提示】** 此证内有瘀血，蓄积于子宫，故以温经逐瘀。内用附桂者，引火归元、强心利尿也。

**【出处】** 李寿康（《中医验方交流集》）。

**【主治】** 产后发热，头疼，周身疼痛或寒热往来，或自汗，或惊悸，腹疼、夜不安眠等症。

**【方药】** 当归三钱　川芎二钱　坤草二钱　红花一钱　泽兰叶一钱　牛膝二钱　生龙骨三钱　生牡蛎三钱　生鳖甲三钱　生龟板三钱　炙草一钱　炮干姜一钱

**【用法】** 水煎服。

**【加减】** 肚泄者加生山药四钱。

**【治验】** ①郑章乡郑章村陈浪叫夫人，年三十岁，产后五六天身大热，自汗头疼，脉洪数，有时怕冷，服本方一剂热退，二付即愈。②良乡县广羊城村郭四先生儿妻，六月间产后身热、头疼、泄肚、浮肿、喘息，用此方加杞果四钱，杭萸肉六钱，生山药改一两，五剂而愈，多人用此方均愈，效果良好。

**【出处】** 郑章乡陈慕唐（《祁州中医验方集锦》第一辑）。

**【主治】** 产前产后风，大热不退，牙关紧闭，不省人事。

**【方药】** 官粉一钱　斑蝥二个　巴豆一个　胡椒七个　生杏仁七个　蚂蜂窝一钱　葱白（二寸长者）七个

**【制法】** 共合一处，捣烂为丸。

【用法】 将药丸放患妇左手心内，即时就出汗，避免三天可愈。

【提示】 此方并治四五岁小儿惊吓风。

【出处】 商专宋应田（《河南省中医秘方验方汇编》续二）。

## 附：产后寒热

【主治】 产后寒热。

【方药】 金银花叶一两 溪青（无花果）少许

【用法】 将上药炖鸡汤服。

【出处】 寿宁县平溪蔡孟林（《福建省中医验方》第四集）。

【主治】 产后寒。

【方药】 野烟根二钱 青藤细辛二钱 地米菜二钱

【制法】 蒸甜酒。

【用法】 内服。

【出处】 张登云（《贵州民间方药集》增订本）。

【主治】 产后寒热头疼。

【方药】 莪术（醋炒）五钱 羌活一钱 当归（炒）八钱 熟地五钱 官桂二钱 蒲黄（炒）三钱 姜炭三钱 甘草一钱 红花（炒）八钱

【制法】 童便、黄酒、黑姜引。

【用法】 煎服。

【出处】 平山刘家林（《十万金方》第三辑）。

【主治】 产后不满月而劳碌太早，忽然身发寒热如疟，腰痛、身汗、发渴。

【方药】 生黄芪二钱　净归身三钱　焦白术二钱　大熟地三钱　云茯苓三钱　杭白芍二钱　川牛膝三钱　川续断三钱　黑荆穗一钱半　桑寄生三钱　制鳖甲三钱　炒杜仲三钱　杭寸冬二钱　上蒙桂一钱　乌梅肉三钱　葱白（带须）三寸长引

【用法】 水煎服。

【出处】 张心宁（《河南省中医秘方验方汇编》）。

【主治】 产后感冒风寒，头痛、寒热自汗、气粗、口渴。

【方药】 炙黄芪三钱　当归身三钱　川芎二钱　杭芍三钱　柴胡三钱　黄芩二钱　黑荆穗一钱半　净半夏二钱　枳壳三钱　白芷二钱　虫蜕一钱半　寸冬二钱　天花粉二钱　粉甘草一钱　生姜引

【用法】 水煎服。

【出处】 张心宁（《河南省中医秘方验方汇编》）。

【主治】 产后恶寒发热，头痛无汗。

【方药】 苍术　川朴　广皮　姜夏各一钱半　当归三钱　川芎一钱　炭姜七分　白芷八分　肉桂四分　枳壳　桔梗各一钱半　云苓三钱　炙草八分

【用法】 水煎二次，先后分服。

【出处】 陈静安（《崇仁县中医座谈录》第一辑）。

【主治】 产后往来寒热，兼受风寒。

【方药】 当归四钱　川芎二钱　桃仁三钱　红花三钱　炮姜二钱　荆芥炭三钱　炙甘草一钱

【制法】 水煎，兑黑豆酒（黑豆一把，加酒三两、水二两，煮沸去豆）。

【用法】 内服。

【提示】 此方兼治产后褥热等症。

【出处】 商专杜安全（《河南省中医秘方验方汇编》续二）。



【主治】 产后恶寒，发热，腹痛。

【方药】 炮姜八分　桂枝六分　车前子二钱　川贝一钱　生地二钱　怀山药二钱　丹参二钱　泽泻二钱　丹皮一钱　怀牛膝二钱　茯苓二钱　沉香五分

【用法】 水煎服。

【出处】 西宁中医院周德寿（《中医验方汇编》）。

【主治】 产后恶寒发热。

【症状】 腹痛，四肢浮肿，小便不利，倦怠无力。

【方药】 炮姜炭八分　川桂枝六分　车前子二钱　京川贝五分　中生地二钱　怀山药二钱　紫丹参二钱　建泽泻二钱　粉丹皮八分　怀牛膝二钱　云茯苓二钱　上沉香五分

【用法】 上药磨汁冲服。

【提示】 本方产后一月内服，出月亦可，酌量使用。服上三帖，无不见效，百验百灵。

【出处】 邵季全（《中医验方交流集》）。

# 十二、产后汗出

产后大汗出，即产妇于产褥期出现汗出过多，或日久不止者。如产后汗出，持续不止者，称“产后自汗”；若睡后汗出湿衣，醒来即止者，称“产后盗汗”。

**【主治】** 产后汗出不止。
**【方药】** 五倍子一枚
**【制法】** 研为细末，用男子淬唾和成丸。
**【用法】** 将丸放患者腹部外贴之即愈。
**【出处】** 新专王庆修（《河南省中医秘方验方汇编》续二）。

**【主治】** 产后阳虚自汗。
**【方药】** 党参一两　黄芪一两　熟附片五钱　红枣五枚
**【制法】** 水煎。
**【用法】** 徐徐服。
**【出处】** 孝感专署（《湖北验方集锦》第一集）。

**【主治】** 产后心慌，自汗。
**【方药】** 当归三钱　黑姜七分　枣仁一钱五分　红枣（去核）

五钱

【制法】 水煎。

【用法】 分二次服。

【出处】 天门县（《湖北验方集锦》第一集）。

【主治】 产后汗出不止，口眼㖞斜，危急之至。

【方药】 黄芪三钱 香附子一钱 甘草一钱半 当归三钱 桂枝二钱 葛根二钱

【制法】 水煎。

【用法】 内服。

【出处】 襄樊市（《湖北验方集锦》第一集）。

【主治】 产后汗出不止。

【方药】 当归三钱 麻黄根三钱 黄芪三钱 炙甘草二钱 牡蛎三钱 浮小麦五钱

【制法】 水煎。

【用法】 日服三次。

【出处】 孝感专署（《湖北验方集锦》第一集）。

【主治】 产后汗出不止。

【方药】 条参三钱 炙芪三钱 炙远志二钱 炙甘草二钱 炙麻黄根一钱五分 牡蛎粉二钱 当归三钱 白芍一钱五分 麦门冬二钱 五味二钱 枣仁一钱五分 浮小麦五钱

【制法】 水煎。

【用法】 日服二次。

【出处】 天门县（《湖北验方集锦》第一集）。

【主治】 产后汗出不止。

【方药】 黄芪三钱　熟地三钱　牡蛎四钱　白术二钱　寸冬三钱　当归四钱　云苓三钱　枣仁二钱

【制法】 水煎。

【用法】 内服。

【出处】 郧县（《湖北验方集锦》第一集）。

【主治】 产后自汗盗汗。

【方药】 黄芪六钱　白芍三钱　炙甘草三钱　桂枝二钱　生姜三片　枣十枚　饴糖为引

【制法】 前药共煎，去渣，纳饴糖烊化。

【用法】 内服。

【出处】 监利县（《湖北验方集锦》第一集）。

【主治】 产后汗多。

【方药】 党参三钱　白术三钱　茯苓三钱　炙甘草三钱　当归三钱　白芍三钱　熟地四钱　黄芪三钱　川芎一钱半　肉桂八分　钩藤二钱　天麻二钱

【制法】 水煎。

【用法】 内服，连服三剂。

【出处】 沔阳县（《湖北验方集锦》第一集）。

【主治】 产后汗出不止。

【方药】 炙芪　熟地　牡蛎粉　焦术　寸冬　防风　云苓　当归　枣二枚　煎服。

【出处】（《祁州中医验方集锦》第一辑）。

**【主治】** 产后出汗不止，脉微细无力。

**【方药】** 当归七钱　川芎三钱　桃仁五分　炙草五分　丽参三钱　黄芪三钱　麻黄根二钱　炒枣仁三钱

**【用法】** 水煎温服。

**【出处】** 五台县徐作模（《山西省中医验方秘方汇集》第二辑）。

# 十三、产后便秘

产妇产后饮食如常，但大便数日不行或排便时干燥疼痛，难以解出者，称为产后便秘，是最常见的产后病之一。

本病主要是由于产后亡血伤津，肠道失润；或素禀气虚，因生产阳气更伤，气虚无力推送大便所致。

【主治】 产后五七日，大便不通。

【方药】 大麦芽

【用法】 炒为末，每剂三钱，沸汤送下。

【提示】 不宜妄服丸药。

【出处】 （《祁州中医验方集锦》第一辑）。

【主治】 产后大便秘结。

【方药】 陈皮三钱　大葱白三根　乳汗半茶杯

【用法】 混合炖服。

【出处】 赵新范（《河南省中医秘方验方汇编》）。

【主治】 产后便秘。

【方药】 当归五钱　肉苁蓉五钱　火麻仁五钱　郁李仁四钱

【用法】 煎水服，每日三次，连服二剂。

【出处】 江津县妇幼保健所（《四川省中医秘方验方》）。

【主治】 产后便秘。

【方药】 当归三钱 麻仁三钱 苏子一钱半 蜂蜜适量

【制法】 水煎。

【用法】 内服。

【出处】 襄樊市（《湖北验方集锦》第一集）。

【主治】 产后大便难。

【方药】 三仁润肠汤：当归二钱 寸云一两五钱 柏仁二钱 桃仁二钱 麻仁二钱

【用法】 水煎服。

【出处】 双阳县孙秀峰（《吉林省中医验方秘方汇编》第三辑）。

【主治】 产前后大便不通。

【方药】 当归 川芎 防风 枳壳 甘草各等分 姜枣引

【出处】 （《祁州中医验方集锦》第一辑）。

【主治】 产后大便难。

【方药】 肉苁蓉五钱 红花二钱 桃仁二钱 当归三钱 化橘红三钱 川贝三钱 炙草二钱 寸冬四钱 枸杞五钱

【用法】 水煎服，可连服，效果准确。

【出处】 宁晋县吴丙耀（《十万金方》第三辑）。

【主治】 产后便秘。

【方药】 当归一两　炒川芎三钱　火麻仁四钱　大熟地三钱　肉苁蓉四钱　粉甘草一钱　香油一两　蜂蜜一两　童便引

【用法】 水煎服。

【出处】 王殿华（《河南省中医秘方验方汇编》）。

【主治】 产后大便不通。

【方药】 当归二钱　白芍二钱　生地一钱半　乳香一钱　甘草一钱　苁蓉三钱　茯苓二钱　党参二钱　川芎二钱　桂圆六枚

【制法】 水煎。

【用法】 内服。

【出处】 大冶县（《湖北验方集锦》第一集）。

【主治】 产后大便不通。

【方药】 党参　归尾　生地　甘草　火麻仁　枳壳　大白各一钱　桃仁二钱

【制法】 大白磨汁，桃仁捣泥，二味勿煎，其余六味煎水。

【用法】 将药汁倾出，加入桃泥，大白汁搅匀，温服自通。

【出处】 恩施专署（《湖北验方集锦》第一集）。

【主治】 产后大便不通。

【方药】 因去血过多，大肠干燥、血虚火烁，宜加味逍遥散：当归、白术、酒芍、云苓、柴胡、薄荷、丹皮、炒山栀仁、甘草。气血俱虚，宜八珍汤：当归、川芎、酒芍、熟地、云苓、台参、白术、甘草，不可用麻子仁、杏仁、枳壳。

**【出处】**（《祁州中医验方集锦》第一辑）。

## 附：产后便血

**【主治】** 产后粪后下血，诸药不效，饮食少思，肢体倦怠。此中气弱虚。

**【方药】** 补中益气汤：当归　白术　升麻　柴胡　陈皮　寸冬　五味子　炙芪　台参　甘草　加吴萸　川连各五分

**【用法】** 水煎服。

**【出处】**（《祁州中医验方集锦》第一辑）。

# 十四、产后腹泻

产后出现大便溏泻，甚至像水一样，多是因为产褥期饮食失去节制，或者感受寒湿、热湿而使脾胃受到影响，或平素脾肾虚弱、产劳伤气等导致。

**【主治】** 产后下泻。
**【方药】** 豆腐锅渣若干
**【制法】** 焙干为末。
**【用法】** 每服五钱，清黄酒送下，三次可愈。
**【出处】** 周子扬（《河南省中医秘方验方汇编》）。

**【主治】** 产后泄泻。
**【方药】** 鸡蛋黄一个
**【制法】** 用糖醋煮二十八分钟。
**【用法】** 用黄酒冲服，或红糖水冲服。
**【出处】** 滑县高相汉（《河南省中医秘方验方汇编》续一）。

**【主治】** 产后久泻及五更泻。
**【方药】** 骨碎补（去净毛）三钱

**【制法】** 研细，炼蜜为丸，每丸二钱。再用猪肾一对，竹刀切开、去筋膜，将前药各装一丸，用面裹慢火煨熟。

**【用法】** 热食。

**【出处】** 西安市中医进修班申仲和（《中医验方秘方汇集》）。

**【主治】** 产后泻泄。

**【方药】** 北瓜蒂一个　黄酒二两

**【用法】** 将瓜蒂煅炭研面，黄酒二两烧开冲服，一次用完。

**【治验】** 治愈崔瑞国、李彩如、李小沉、崔小池、张小香等共十四人。

**【出处】** 安国城关镇靳祥云（《祁州中医验方集锦》第一辑）。

**【主治】** 产后腹泻。

**【方药】** 北瓜蒂一个　黄酒二两

**【制法】** 北瓜蒂烧存性，研为细面，黄酒烧开。

**【用法】** 冲服，一次用完。

**【治验】** 用此方治愈十四人，均见奇效。

**【出处】** 安国县薛月坡（《十万金方》第十辑）。

**【主治】** 产后腹痛泄泻。

**【方药】** 楂肉五钱　藿香三钱　砂糖五钱

**【用法】** 水煎服。

**【出处】** 省中医进修学校第五期刘玉霖（《福建省中医

验方》第四集）。

【主治】 产后伤食，腹胀泄泻，以及经闭不通，或错前错后。

【方药】 西吉七斤　醋香附二斤　红曲一斤

【制法】 上药共为细末，以十六分之一的石碱水，和药为丸如绿豆大。

【用法】 每天下午空心服三至五钱，开水送下。

【出处】 洛专赵敬昭（《河南省中医秘方验方汇编》续一）。

【主治】 产后泻。

【方药】 白芷　白芍　云苓　土白术各三钱　牙猪肝一挂　葱姜（切碎）各四两

【制法】 上药前四味，共为细末，猪肝用刀切开，把药末和葱姜同装入肝内，麻绳捆住，放砂锅内蒸熟。

【用法】 尽量吃肝喝药。

【出处】 洛专刘凤阁（《河南省中医秘方验方汇编》续一）。

【主治】 妇人产后，水泻不止。

【方药】 木贼　草蔻仁　煅甘石　煅牡蛎　夜明砂　煅龙骨各二钱

【制法】 共为细末，用公猪肝一个，以竹刀切开，将药掺入肝内，用笼蒸熟。

【用法】 将药酌量，分数次空心姜汤送下。

【禁忌】 生冷油腻物。

【提示】 妇人产后水泻不止、百药无效者，本方如神；一切久病衰弱、久泻者，用之亦效。

【出处】 西安市中医学习班薛忠立（《中医验方秘方汇集》）。

【主治】 产后下泻不止。

【方药】 川芎三钱 广木香半钱 肉豆蔻（面煨）五钱 砂仁三钱 厚朴三钱 鲫鱼一个

【制法】 将药共为细末，鲫鱼用面包住、烧熟到焦，亦研为末，调匀。

【用法】 每日服三钱，黄酒冲下。

【出处】 曾魁五（《河南省中医秘方验方汇编》）。

【主治】 产后伤食热泻，肠垢、肠鸣，小便不利。

【方药】 当归身（土炒）三钱 土白术三钱 云茯苓二钱 炒枳壳三钱 广陈皮二钱 姜炒黄连一钱半 建泽泻三钱 大猪苓二钱 花大白三钱 西滑石三钱 大木通二钱 建神曲三钱 西砂王二钱 炙黄芪三钱 粉甘草一钱 生姜引

【用法】 水煎服。

【出处】 张心宁（《河南省中医秘方验方汇编》）。

【主治】 产后寒泻，腹痛肠鸣。

【方药】 炒苍术三钱 土白术三钱 茯苓二钱 炒枳壳三钱 广陈皮三钱 厚朴三钱 建泽泻三钱 大猎苓二钱 花大白二钱 青皮三钱 广木香五分 紫蔻二钱 西砂王二分 上肉桂五分 甘

草一钱　煨姜引

【用法】水煎服。

【出处】张心宁（《河南省中医秘方验方汇编》）。

【主治】产后脾虚，久泻。

【方药】党参三钱　焦白术三钱　茯苓三钱　炒枳壳三钱　炒山药三钱　炒扁豆二钱　薏苡仁二钱　诃子肉二钱　净萸肉二钱　莲肉二钱　西砂仁二钱　甘草一钱　炙桔梗二钱引

【用法】水煎服。

【出处】张心宁（《河南省中医秘方验方汇编》）。

【主治】产后久泻，面黄浮肿，食欲不振，大便多见白脓，下坠、腹疼。

【方药】白术四钱　山药四钱　杭芍四钱　云苓四钱　砂仁三钱　广木香二钱　吴萸子二钱　诃子四钱　建夕三钱　枳壳二钱　红糖二两引

【用法】水煎服。

【出处】李清河（《河南省中医秘方验方汇编》）。

【主治】产后腹泻。

【方药】当归三钱　川芎一钱　红花一钱　桃仁一钱　黑姜八分　肉蔻（根去油）一钱　黑楂肉三钱　神曲三钱　红糖引

【用法】水煎服。

【出处】赵书铎（《河南省中医秘方验方汇编》）。

【主治】 产后气血两虚，鸡鸣已泻，腹痛。

【方药】 当归三钱　白术三钱　党参三钱　酒芍三钱　熟地三钱　云苓四钱　五味二钱　故纸二钱　木香一钱半　附子一钱　吴茱萸一钱半　甘草一钱　姜　枣　陈曲引

【用法】 水煎服。

【出处】 赵新范（《河南省中医秘方验方汇编》）。

【主治】 产后水泻，米谷不化。

【方药】 炒苍术三钱　土广皮一钱　猪苓一钱半　川朴块二钱　粉白术三钱　云苓三钱　肉桂一钱　炒山药二钱　泽泻二钱半　炙草八分　煨姜三片引

【用法】 用水两杯，煎成一杯，空心服。

【加减】 口渴加党参三钱，麦冬三钱，五味子一钱半研。

【禁忌】 豆面、生冷、难消化的食物。

【出处】 平遥县王裕普（《山西省中医验方秘方汇集》第二辑）。

【主治】 产后泄泻。

【方药】 人参　白术　云苓　陈皮　白芍　炮姜　姜朴　砂仁　当归　甘草　姜枣引

【用法】 水煎服。

【出处】 （《祁州中医验方集锦》第一辑）。

【主治】 产后泄泻兼痢疾。

【方药】 杭芍一两　当归八钱　山药一钱半　川厚朴二钱　黄芪五钱　泽泻四钱　车前子三钱　红花二钱　茯苓三钱　山楂片

二钱　生姜三片　枣五枚

**【用法】** 水煎，分两次服。

**【提示】** 本方中杭芍、当归为伍，可以补血，促血行；茯苓、泽泻、车前子为伍，有利尿作用；厚朴下气散满、健胃利尿，有止痢作用；山楂、红花二味消积行血；山药、黄芪平补气血，健壮胃肠；生姜、大枣安中养脾，补中益气，对于日久泻痢，颇为相宜。全方配伍，尚属合理，故对于产妇日久泻痢，奏效甚速。

**【出处】** 西安市中医学会（《中医验方秘方汇集》）。

**【主治】** 产后泄泻。

**【方药】** 当归一钱　川芎一钱　茯苓三钱　炮姜五分　陈皮一钱　炙草一钱　党参一钱　泽泻三钱　肉蔻二钱　焦术三钱　益智仁三钱　五味子一钱

**【用法】** 水煎服。

**【出处】** 代县冀光尧（《山西省中医验方秘方汇集》第三辑）。

**【主治】** 产后泄泻，四肢肿。

**【方药】** 莲子（去心）三钱　广皮二钱　白扁豆三钱　泽泻二钱　云苓二钱　白术（土炒）二钱五分　故纸三钱　肉蔻二钱　五味子八分　吴萸子八分　大枣二个

**【制法】** 水煎。

**【用法】** 内服（满月后始可用）。

**【出处】** 商专李华林（《河南省中医秘方验方汇编》续二）。

【主治】 产后泄泻不止。

【方药】 当归（土炒）五钱　川芎二钱　桃仁一钱五分　红花一钱　云苓二钱　炮姜一钱五分　白术五钱　肉蔻（煨）二钱　炙草一钱　诃子二钱　红黏谷米一把

【制法】 水煎。

【用法】 内服（不满月时用）。

【出处】 商专李华林（《河南省中医秘方验方汇编》续二）。

# 十五、产后遗尿

产后遗尿是指产后小便淋漓不能自止，甚至小便自遗、无力约束的病症。中医认为，本病多为产后气血亏虚，日久及肾，累及膀胱，气化失约所致。

**【主治】** 产后遗尿。

**【方药】** 紫荆皮五钱

**【用法】** 水酒各五分，煎五分服。

**【出处】** 长泰县火箭社保健院黄文星（《采风录》第一集）。

**【主治】** 产后小便不止。

**【方药】** 猪尿脬一个　莲子一两

**【制法】** 尿脬洗净，将莲子装入共煨。

**【用法】** 顿吃或分次吃，吃时加盐少许，三剂可愈。

**【出处】** 天门县（《湖北验方集锦》第一集）。

**【主治】** 产后小便不止。

**【方药】** 肉桂一两　丁香三钱

【制法】 研末，用黄酒调成饼。

【用法】 将饼贴脐上即止。

【出处】 沔阳县（《湖北验方集锦》第一集）。

【主治】 产后小便不止。

【方药】 肉桂一两　丁香三钱

【制法】 共为细面，黄酒调成饼。

【用法】 放于脐上。

【出处】 峰峰霍向舜（《十万金方》第十辑）。

【主治】 妇女产后小便失禁。

【方药】 白薇三钱　杭芍三钱　桑螵蛸三钱　煅龙骨一钱　益智仁二钱

【用法】 水煎温服。

【出处】 王文汉（《大荔县中医验方采风录》）。

【主治】 产后小便不禁。

【方药】 黄芪二两　党参二两　当归一两　母鸡一只　乌龟一个

【用法】 炖服。

【出处】 大竹县蒋自谅（《四川省医方采风录》第一辑）。

【主治】 产后胞损漏尿。

【方药】 黄芪一两　党参一两　当归一两　牡丹皮三钱　煅牡蛎一两　红鹅绒绢（煎细）四寸　猪肚一个

【用法】 共煮服，连服几次。

【出处】 湘阴县中医蔡万春（《湖南省中医单方验方》第二辑）。

【主治】 产后小便不禁。

【方药】 丹皮一钱半 熟地四钱 山药三钱 茯苓三钱 泽泻二钱 山萸肉一钱 肉桂一钱 附子二钱 牛膝二钱 前仁二钱 桑螵蛸三钱

【用法】 水煎服，每一剂分二次服，五剂以上有效。

【提示】 服药时不能进行劳动，必须休息。

【出处】 江西贵溪毛济深（《中医名方汇编》）。

【主治】 产后小便失禁。

【方药】 炙黄芪二钱 党参一钱五分 川芎八分 炒益智一钱五分 桑螵蛸（切）三钱 白芍一钱五分 粉丹皮一钱 生黄丝绢（金黄者更佳）一尺 当归二钱

【制法】 用瓦罐盛药，以清水浓煎。

【用法】 日服三次，每次服大半茶杯，饭前一点半钟服下。

【禁忌】 忌辛辣生冷、刺激食品。

【出处】 孝感专署（《湖北验方集锦》第一集）。

【主治】 产后小便不禁。

【方药】 故纸三钱 竹叶二十片 灯心七根 当归三钱 酒芍二钱 熟地二钱 炙芪三钱 核桃七个

【用法】 水煎，服三次。

【出处】 桦甸县（《吉林省中医验方秘方汇编》第三辑）。

【主治】产后气虚，小便失禁。

【方药】桑螵蛸二钱　黄芪一钱半　牡蛎一钱半　党参一钱　柴朴二钱　赤石脂三钱　鹿茸一钱

【用法】研为细末。每服二钱，开水送下，日服二至三次。

【出处】代县冀光尧（《山西省中医验方秘方汇集》第三辑）。

【主治】产后胞损，小便淋沥不止。

【方药】人参　白术　茯苓　口芪　陈皮　桃仁　甘草

【用法】水煎服。

【出处】（《祁州中医验方集锦》第一辑）。

# 十六、产后尿频

产后尿频多与子宫复旧不佳有关。主要因为盆腔充血对膀胱的刺激或产后恶露不尽，造成尿频；产后行为习惯发生改变，也可以人为地造成尿频。

**【主治】** 妇女产后小便频数。

**【方药】** 益智四钱

**【制法】** 将益智切破，用盐水炒，水煎。

**【用法】** 内服。

**【出处】** 新洲县（《湖北验方集锦》第一集）。

**【主治】** 产后小便多。

**【方药】** 炙黄芪一钱半　炙甘草一钱半　益智仁一钱半　升麻一钱　姜枣为引

**【制法】** 水煎。

**【用法】** 内服。

**【出处】** 沔阳县（《湖北验方集锦》第一集）。

**【主治】** 产后小便频数。

**【方药】** 党参三钱　炙黄芪三钱　升麻一钱半　益智仁五钱

龙骨粉三钱　牡蛎粉三钱　云苓二钱　土白术三钱　陈皮三钱　桃仁泥三钱　炙甘草一钱　牙猪膀胱（洗净）一个

**【制法】** 先将猪膀胱加水，煎汤二碗，再入药，煎至一碗。

**【用法】** 温服。

**【出处】** 周大成（《河南省中医秘方验方汇编》续二）。

# 十七、产后小便不通

产后小便不通是指新产妇产后出现排尿困难，小便点滴而下，甚则闭塞不通，常伴有小腹胀急疼痛的病证，又称“产后癃闭”。

本病多发生于产后3日内，亦可发生在产褥期中，为产后常见病，相当于西医的产后尿潴留。若生产6到8小时后仍未排尿，应尽早治疗。

【主治】产后小便不通。

【方药】车前草十株

【用法】煎水服，每日三次。

【出处】成都市第一工人医院（《四川省中医秘方验方》）。

【主治】产后小便不通。

【方药】熟地四两　灯草一钱半　木通一钱半

【用法】水煎服。

【出处】厦门市郭竹邨（《福建省中医验方》第二集）。

【主治】 产后大小便不通。

【方药】 食盐 四季葱 麝香 艾叶各适量

【用法】 将食盐置脐上，四季葱捣烂作饼，加少许麝香盖食盐上，燃艾火灸之。

【出处】 宁秀县中医钟昭实、谭子琼（《湖南省中医单方验方》第一辑）。

【主治】 产后周身浮肿，小便不利。

【方药】 生黄芪三钱 当归身三钱 焦白术三钱 茯苓皮二钱 桑白皮三钱 大腹皮二钱 炒苍术三钱 川泽泻三钱 大猪苓二钱 汉防己二钱 生姜皮 枣皮引

【用法】 水煎服。

【出处】 张心宁（《河南省中医秘方验方汇编》）。

# 十八、产后尿血

产后尿血指产后小便色红，血随尿而出；虽尿血但排尿不痛，又名产后溺血。

中医认为，本病常由气虚或阴虚所致。

**【主治】** 产后尿血。

**【方药】** 小蓟根二钱　生地二钱　赤芍二钱　木通二钱　甘草梢二钱　蒲黄二钱　竹叶二钱　滑石三钱　灯心五十寸

**【用法】** 水煎服，每日二次。

**【提示】** 败血，加归尾一钱、红花一钱；内热，加黄芩一钱、麦冬一钱。

**【出处】** 西宁铁路医院（《中医验方汇编》）。

# 十九、产后水肿

产后很多产妇会出现水肿，主要是因为女性体内水液潴留，不能够顺利排出导致。

本病主要因为是体内激素变化，身体的水分代谢功能异常，子宫变大还未复旧，从而压迫影响血液循环而产生水肿。

**【主治】** 产后虚肿。
**【方药】** 麻油一杯
**【用法】** 炒葱白，擦身。
**【出处】** 林金陵（《采风录》第一集）。

**【主治】** 产后浮肿。
**【方药】** 柑皮一两
**【用法】** 煅研末，冲红酒服。
**【出处】** 长泰县共进公社李细古（《采风录》第一集）。

**【主治】** 产后水肿。
**【方药】** 泽兰　防己各等分
**【制法】** 共研细末。

【用法】 每次服二钱，酒送下。

【出处】 郧西县（《湖北验方集锦》第一集）。

【主治】 产后四肢浮肿。

【方药】 血竭一钱五分　红花五分

【用法】 水煎服，元酒送下。

【出处】 德惠县张道芳（《吉林省中医验方秘方汇编》第三辑）。

【主治】 妇人产后，面目及周身浮肿。

【方药】 当归三钱　丹参二钱　桃仁一钱　泽兰二钱　防己二钱　甘草五分

【制法】 水煎。

【用法】 日二服。

【出处】 大冶县（《湖北验方集锦》第一集）。

【主治】 产后水肿。

【方药】 党参　白术　苡仁　陈皮　萝卜子　生姜（分量酌用）

【制法】 水煎。

【用法】 内服。

【出处】 张子洪（《中医采风录》第一集）。

【主治】 产后虚肿。

【方药】 加皮三钱　桑皮三钱　苓皮二钱半　伏毛二钱　党参三钱　黄芪三钱　防己四钱

【制法】 水煎。
【用法】 内服。
【出处】 光化县（《湖北验方集锦》第一集）。

【主治】 产后肿症。
【方药】 云茯苓三钱 槲片二钱 猪苓三钱 泽泻二钱 广砂三钱 广木香八分 陈皮三钱 木瓜三钱 腹皮三钱 双皮二钱 西当归三钱 枳壳二钱 防己三钱 生草一钱
【用法】 水煎服。
【治验】 朱某某，35 岁，产后面部、身部全肿，四肢微肿，服药两剂痊愈。
【禁忌】 身体虚弱者慎用。
【出处】 王德发（《吉林省中医验方秘方汇编》第三辑）。

【主治】 产后四肢浮肿。
【方药】 党参五钱 茯苓二钱 白术二钱 炙甘草五分 陈皮一钱 半夏一钱 五加皮一钱 大腹皮二钱 姜皮五分 桑白皮五分
【用法】 水一碗四分，煎七分服。
【出处】 南靖县乘东风公社上汤刘灼三（《采风录》第一集）。

# 二十、产后血晕

产后血晕是指产妇分娩后出现头晕眼花、不能坐起，或心胸满闷、恶心呕吐，甚至神志昏迷等症状。

本病主要是由于生产时失血过多，心神失养，以致气虚血脱；或者血瘀气滞，扰乱心神而导致。

**【主治】** 产妇血晕、虚晕、卒然晕倒、昏迷等症。

**【方药】** 醋一碗

**【制法】** 将铁一块放在火上烧红，取出放醋，内即冒热气，用热气熏患者鼻中。

**【用法】** 熏患者鼻，令吸入鼻内即醒。

**【出处】** 束鹿县阎嘉范（《十万金方》第二辑）。

**【主治】** 血晕。

**【方名】** 单方

**【方药】** 红高粱穗（去粒不用）

**【制法】** 放在锅内，用水五碗煎至半碗。

**【用法】** 一次服之，立效。

**【出处】** 阳原县陈尚亨（《十万金方》第三辑）。

【主治】 产后血晕，昏迷不省，冲心欲绝。

【方药】 五灵脂（生三炒各半）四钱

【制法】 共为细末。

【用法】 每服二钱，温酒下。

【出处】 张心宁（《河南省中医秘方验方汇编》）。

【主治】 产后血晕。

【方药】 干漆不拘量

【用法】 将漆点着，使醋喷灭，放床边熏之即醒。

【出处】 南乐国化伸（《河南省中医秘方验方汇编》续一）。

【主治】 产后血晕。

【方药】 向日葵一个

【用法】 烧灰存性，用开水冲服。

【出处】 宁乡县中医（《湖南省中医单方验方》第一辑）。

【主治】 产后血晕。因产后出血过多，颜面苍白，头部冰冷，耳鸣，心烦等症。

【方药】 高丽参（捣碎）五六钱

【用法】 水煎服。

【出处】 大仁县刘正（《山西省中医验方秘方汇集》第二辑）。

【主治】 产后血晕。

【症状】 产后血量不省人事，颜面潮红。

【方药】 花蕊石不论多少

【制法】 火煅醋浸三次，再煅，童便浸三次。

【用法】 临睡时每服三钱，开水冲下。

【出处】 万荣冯之堂（《山西省中医验方秘方汇集》第三辑）。

【主治】 产后血晕不省人事。

【方药】 红糖四两

【用法】 凉开水冲服。

【出处】 太原赵彭如（《山西省中医验方秘方汇集》第三辑）。

【主治】 产后血晕。

【方药】 炒芥穗（为末）三钱

【用法】 童便冲服。

【出处】 雁北区中医进修班刘义、昔阳李海元（《山西省中医验方秘方汇集》第三辑）。

【主治】 产后血迷。

【方药】 山羊血约两酒杯

【用法】 引用黄酒冲服。

【出处】 刘志文（《吉林省中医验方秘方汇编》第三辑）。

【主治】 产后血昏或吐泻。

【方药】 芥穗末三钱

【用法】 童便调服。

【出处】 桦甸县（《吉林省中医验方秘方汇编》第三辑）。

【主治】 产后血晕，不省人事。

【方药】 石头子如鸡子大　好醋半碗

【用法】 将石块用火烧红，焠在醋内，用其蒸气，近病人鼻孔熏之，即醒。

【治验】 此方治好多人，如本村商换成之妻年二十一岁。

【出处】 藁城县胡肇一（《十万金方》第十辑）。

【主治】 产后血晕。

【方药】 苏木五钱

【用法】 水煎服，特效。

【出处】 深县（《十万金方》第十辑）。

【主治】 妇女产后血晕症。

【方药】 锅底灰（烧柴草的锅底）三钱

【用法】 以童便一茶盅，共合一处，以火煮之五六沸，候温服之。

【出处】 宁河王致和（《十万金方》第十辑）。

【主治】 产后因恶露凝滞以致血晕，昏不知人。
【方药】 血竭一钱　没药一钱
【用法】 共研细末，用白开水冲服。
【出处】 赤城县粟太常（《十万金方》第二辑）。

【主治】 妇人因胎前有实热，产后因血虚而发晕。
【方名】 清晕散
【方药】 朱砂　秋石各三钱
【制法】 共为细面。
【用法】 每服二钱，童便送下。
【出处】 阳原县李灏（《十万金方》第二辑）。

【主治】 产后血晕。
【方药】 白茅根四两　红糖四两
【用法】 茅根煎水，冲红糖口服。
【出处】 沽源县李玉明（《十万金方》第三辑）。

【主治】 产后血晕。
【方药】 五灵脂　生蒲黄各二钱
【制法】 研面。
【用法】 每服二钱，童便送下。
【出处】 商都王佩环（《十万金方》第三辑）。

【主治】 产后眩晕人事不知。
【方药】 鸡屎白　朱砂各等分
【制法】 共研极细末。

**【用法】** 童便为引，每服一钱。

**【治验】** 半小时即愈。

**【出处】** 沽源县魏汉章（《十万金方》第三辑）。

**【主治】** 产后晕迷。

**【方药】** 陈皮一钱　童便两盅

**【制法】** 水煎。

**【用法】** 将药煎好，用童便冲服。

**【出处】** 无极县李宣化（《十万金方》第三辑）。

**【主治】** 产后血晕。

**【方药】** 益母草一两　全当归五钱

**【用法】** 煎服。

**【出处】** 湘阴县中医（《湖南省中医单方验方》第一辑）。

**【主治】** 产后血晕。

**【方药】** 韭菜一握　石头（烧红）一个

**【用法】** 将韭菜和石头放锡壶内，用白醋冲入锡壶中，盖好，放产妇鼻前吸入，即可清醒。再用八珍汤加青皮、元胡索、五灵脂、丹皮，二三剂内服。

**【出处】** 湘阴县中医（《湖南省中医单方验方》第一辑）。

**【主治】** 产后血晕。

**【方药】** 艾叶（春冬）四钱　（夏秋）二钱　泽兰叶四钱

【制法】 水煎。

【用法】 分二次服。

【出处】 天门县（《湖北验方集锦》第一集）。

【主治】 产后血迷。

【方药】 陈醋四两　红炭一块

【用法】 加红炭于陈醋内，使产妇闻到热蒸汽，热血即下沉而醒悟。

【出处】 西宁铁路医院（《中医验方汇编》）。

【主治】 产后血晕。

【方药】 黑荆芥三钱　当归中三钱　黑豆一撮

【用法】 研末，冲老酒、童便服。

【出处】 霞浦县林伏孙（《福建省中医验方》第二集）。

【主治】 产后血晕。

【方药】 水蛭三钱　虻虫三钱　元蕊面三钱　干漆（煅）三钱

【制法】 共为细末。

【用法】 每服三钱，白水送下。

【出处】 易县魏建立（《十万金方》第十辑）。

【主治】 产后血晕。

【方药】 琥珀　朱砂　血竭　乳香　没药各等分

【制法】 共为细面，童便为引。

【用法】 每服二钱。

【出处】 阳原县张成栋（《十万金方》第二辑）。

【主治】 正产血晕，生产后不出血，发现不省人事血迷。

【方药】 潞党参一两 全当归五钱 黑姜炭五分 黑芥穗一钱 生口芪一两

【制法及用法】 用水三盅，煎至八分温服。即时服之，喝一煎后如愈，不必用二煎；如一煎服后无效，即连服二煎。

【出处】 介休县王锡普（《山西省中医验方秘方汇集》第二辑）。

【主治】 产后血晕。

【方药】 牙猪肝一个 白术一钱 白芍一钱 茯苓一钱 桔梗五钱

【用法】 将药研为细末，再将肝子去筋膜，用磁盘一个，药末撒在肝内，加黄酒六两，盘底铺槐条一把，盘子置于槐条上加水蒸熟食之。

【提示】 以砂锅为佳，忌用铁器。

【出处】 阳城张瑞庭（《山西省中医验方秘方汇集》第三辑）。

【主治】 产后血晕。

【方名】 清魂散

【方药】 川芎二钱 台参二钱 泽兰叶四钱 黑芥穗八钱 炙草钱半 童便为引

【制法】 煎剂。

【用法】 水煎服。

【提示】 此方很效。

【出处】 阳原县张成栋（《十万金方》第二辑）。

【主治】 妇人产后血迷，胀闷疼痛，恶露不行。

【方药】 血竭　肉桂　真香墨各一钱　当归　百草霜　鲤鱼鳞炒黄元胡　血余炭各五钱

【制法】 共研细面。

【用法】 每服二钱，黄酒送下。

【出处】 涿鹿县闪俊五（《十万金方》第三辑）。

【主治】 妇女产后血晕，由于败血上攻者。

【方名】 理坤丸

【方药】 全当归　川芎　桃仁　黑芥穗　五灵脂　川军　生甘草各三钱

【制法】 将川军用酒炒，五灵脂半生半熟，共为细面，陈醋为丸三钱重，每服一丸，如不效可服二丸。

【用法】 开白水送下。

【出处】 阳原县李元清（《十万金方》第三辑）。

【主治】 产后昏迷。

【方药】 黑荆芥　川芎　苏党参各三钱　泽兰二钱五分　黑姜一钱　苏桃仁五枚　炙甘草一钱五分

【用法】 水碗半，煎一分，加童便一杯冲服。

【出处】 龙溪县角美镇中医联合诊所徐步云（《福建省中医验方》第四集）。

【主治】 产后血晕。

【症状】 产后出血过多，昏迷不省人事，牙关紧闭。

【方药】 当归一两 川芎二钱 生地三钱 焦芥穗一两 姜炭三钱 红花一钱半 炒桃仁一钱半 焦蒲黄三钱 醋元胡二钱 汉三七二钱 炙草一钱 酒芍三钱

【用法】 水煎服，童便引。

【加减】 流浮水者，加人参二钱；呕吐者，加藿香三钱。

【出处】 岚县梁祥瑞（《山西省中医验方秘方汇集》第三辑）。

【主治】 产后血迷。

【方药】 当归六钱 川芎四钱 白芍一钱 生地二钱 焦芥穗三钱 焦杜仲三钱 百草霜五钱 红花五钱 血余炭一钱 童便一碗

【用法】 水煎服。

【出处】 雁北区中医进修班同在本（《山西省中医验方秘方汇集》第三辑）。

【主治】 小产血亏发晕。

【方药】 当归八钱 炮姜一钱 川芎一钱半 熟地三钱 枣仁三钱 白芍一钱半 党参三钱 白术三钱 炙甘草一钱半 茯苓四钱 炒芥穗三钱

【制法】 水煎。

【用法】 内服。

【出处】 浠水县（《湖北验方集锦》第一集）。

**【主治】** 产后血晕，腹中块痛。

**【方药】** 归尾三钱　桃仁二钱　川芎二钱　红花二钱　姜炭一钱　广木香一钱　灵脂一钱　炒荆芥一钱　益母草二钱　童便为引

**【制法】** 水煎。

**【用法】** 内服。

**【出处】** 建始县（《湖北验方集锦》第一集）。

**【主治】** 产后血晕。

**【方药】** 明天麻二钱　当归身三钱　木香二钱　赤芍二钱　荆芥二钱　红花二钱　熟地二钱

**【用法】** 水煎服。

**【提示】** 祖传秘方。

**【出处】** 建新村谢其昌（《祁州中医验方集锦》第一辑）。

**【主治】** 产后血晕，不省人事。

**【方名】** 黑神散

**【方药】** 当归（炒黑）一两　川芎（炒炭）七钱　广木香五钱　赤金五钱　京墨（烧透）七钱　黑芥穗五钱　飞罗面（炒黑）五钱　明天麻（炒）五钱

**【制法】** 共为细面。

**【用法】** 每服三分，童便冲服，日服二次。

**【出处】** 武安县李庚申（《十万金方》第十辑）。

【主治】 产后血晕。

【方药】 干漆一两 米醋一碗

【制法】 将干漆用火烧红，入醋内。

【用法】 用热气熏患者鼻数次，自醒。

【出处】 唐县李兰田（《十万金方》第十辑）。

【主治】 产后血晕，不省人事。

【方药】 明天麻二钱 当归三钱 广木香三钱 赤芍二钱 荆芥二钱 红花二钱 熟地二钱

【用法】 水煎服。

【出处】 安国县谢其昌（《十万金方》第十辑）。

【主治】 产后血症，昏晕不省人事。

【方药】 四物汤加人参、白术、茯苓、炮姜、香附。

【用法】 煎服。

【出处】 （《祁州中医验方集锦》第一辑）。

【主治】 产后血邪，心神恍惚，言语失度，睡卧不安。

【方药】 茯神散：茯苓 人参 龙齿（研） 琥珀 赤芍 黄芪 牛膝各五钱 生地一钱 桂心五分

【用法】 水煎服。

【出处】 （《祁州中医验方集锦》第一辑）。

【主治】 产后血晕不语。

【方法】 三棱针刺眉心，流血少许，即开音

【出处】 新洲县（《湖北验方集锦》第一集）。

## 附：产后晕

【主治】 习惯性产后晕。

【方药】 汉三七一钱

【用法】 研末，黄酒或开水送下。

【出处】 西安市中医进修班陈子明（《中医验方秘方汇集》）。

【主治】 习惯性产后昏晕。

【方药】 汉三七七钱

【用法】 研细面，黄酒或白水送下。

【提示】 此方汉三七用量过度，一般用量五分至一钱五分，但气虚无瘀者禁用。

【出处】 梨树县王保贵（《吉林省中医验方秘方汇编》第三辑）。

【主治】 产后三日牙关紧闭，眼目直视，四肢厥冷。

【方药】 羌活二钱 炒干姜一钱 黑芥穗五钱 童便引

【用法】 水煎服立效。

【出处】 （《祁州中医验方集锦》第一辑）。

# 二十一、产后痉

产后痉病是以新产后或产褥期内，产妇发生手足抽搐、项背强直，甚或口噤、角弓反张等为主要表现的产后疾病。

产后痉病与西医的产后抽搦症和产后破伤风相似。产后破伤风，病情发展快，变化迅速，若抢救不及时，可危及产妇性命。

【主治】 产后抽搐。

【方药】 黄荆子树枝二根（约一尺长）

【制法】 用火烤中间，两头滴下之油取半酒杯。

【用法】 用开水冲服。

【出处】 孝感专署（《湖北验方集锦》第一集）。

【主治】 产后风，牙关紧闭，四肢痉挛。

【方药】 干姜（炒黑）五钱　童便一杯

【制法】 水煎。

【用法】 内服二三次愈。

【出处】 新专崔其峥（《河南省中医秘方验方汇编》续二）。

【主治】 产后抽风，二目天吊，口角流涎，项背反张，昏不省人事。

【方药】 黄芪桃仁汤：生黄芪八两　桃仁三钱　红花三钱

【用法】 水煎服。

【出处】 农安县杨遇春（《吉林省中医验方秘方汇编》第三辑）。

【主治】 产后三日，牙关紧急，眼目直视，四肢厥冷。

【方药】 羌活二钱　干姜（煨）一钱　黑芥穗五钱

【用法】 水煎服，童便引。

【出处】 安国县王玉港江庭荣（《十万金方》第十辑）。

【主治】 产后风，寒冷，四肢抽搐。

【方药】 腊月鲫鱼一个（三寸长）　当归三钱　钩丁三钱

【制法】 将鱼穿挂屋帘下阴干，同药熬。

【用法】 服后出汗。

【出处】 王现图（《河南省中医秘方验方汇编》）。

【主治】 产后风，四肢抽搐。

【方药】 胡椒十八粒　大枣（去核）一把　元酒半斤

【用法】 将胡椒、大枣合研为泥，元酒冲服，汗出愈。

【治验】 刘忠之妻患产后风，四肢抽搐，服本方而愈。

【出处】 平泉县刘祥（《十万金方》第十辑）。

【主治】 产后抽风，昏迷不醒人事。

【方名】 可保立苏汤

【方药】 台参二钱 黄芪两半 当归三钱 白芍三钱 白术三钱 故纸三钱 枣仁三钱 山萸三钱 枸杞三钱 甘草二钱 核桃（捣）一个

【用法】 水煎服。

【治验】 某某妇产后抽风五日不省人事，用本方加蒸汽、天麻、木瓜、红花，四剂恢复正常。

【出处】 保专唐县侯铁尘（《十万金方》第十辑）。



【主治】 产后发痉及破伤风，口噤项强，手足挛急，片刻数发者。

【方药】 玉真散合金鉴撮风散：川羌活一钱半 防风一钱半 白芷一钱半 制南星一钱半 天麻一钱半 白附子一钱半 川蜈蚣二钱 全蝎一钱半 僵蚕一钱半 钩藤一钱半 朱砂（另包）三分 麝香（研，另包）五厘

【用法】 上药用水煎去渣，再冲入朱砂、麝香，调匀服。

【治验】 某妇，产后数日，口噤，项微强，日夜发作十余次。每发作时，牙关紧闭，手足挛急，脉滑。余见其口虽噤，尚可入指，发亦不频，背未反张，病势尚轻。初用本方除麝香（因价昂贵），加茯神三钱，外用乌梅擦其牙龈。服药二剂后，日夜仅发二次，仍以原方，嘱再服二剂，遂愈。余用此方加减，治愈多人，但口噤不开、角弓反张、频发不已者，难治。

【提示】 本方除可用于产后破伤风外，一般破伤风亦可应用。

【出处】 罗儒亮（《锦方实验录》）。

【主治】 妇女产后麻风。

【方药】 当归二钱 川芎一钱半 白芍一钱半 生地二钱 钩藤一钱半 麦冬一钱半 白术三钱 茯苓一钱半 羌活二钱 元胡一钱半 僵蚕二钱 天麻一钱半 丹皮一钱半 五味子一钱 白木耳五钱

【用法】 水煎服，服前先吃生葱三节。

【出处】 大通中医进修班陈助邦（《中医验方汇编》）。

【主治】 产后风。（牙关紧闭、二目天吊、角弓反张、痉等症）。

【方药】 当归五钱 丹参三钱 川芎一钱 乳香一钱半 没药一钱半 芥穗三钱 炙草一钱

【用法】 水煎，加黄酒二盅为引，服后见微汗即愈。

【出处】 北段村李德三（《祁州中医验方集锦》第一辑）。

【主治】 产后神昏，手足强直，目睛上视，口吐涎沫者。

【方药】 当归 白芍 陈皮 粉丹 枳壳各三钱 白术 半夏 水竹茹各二钱 柴胡 茯苓各四钱 生姜三片 甘草一钱

【制法】 水煎。

【用法】 内服。

【出处】 曾治民（《中医采风录》第一集）。

## 附：产后抽搐

**【主治】** 产后风牙关紧闭，痉挛抽搐，二目天吊，危在旦夕者。

**【方药】** 胎驴腿骨一两　生鹿角八钱　白矾二钱

**【制法】** 三味同置于桑柴内烧枯存性，共为细末。

**【用法】** 每服三钱加血力花面三分，开水（内加黄酒少许）送服。对严重病例也很效。

**【禁忌】** 忌吃小米红糖三天。

**【出处】** 商专王静亭（《河南省中医秘方验方汇编》续二）。

# 二十二、产后一切杂症

妇女生产之后，由于处于特殊的生理时期，以及气血亏虚、表气不固，容易遭受外来寒气侵袭，并对情绪影响极大，容易出现很多看似奇怪的病证。

**【主治】** 产后诸症秘方

**【方药】** 当归二两　川芎二两　大黄（炒黑）四两　百草霜一两　血竭四钱

**【制法】** 用好米醋（三伏者佳）于砂器熬醋或膏，然后入药为丸，如樱桃大。

**【用法】** ①产前抽搐麻木，用赤金三张研匀为丸引，用当归一钱半，官桂一钱，石榴树皮一钱半，酒少许。②难产用榆树白皮二钱，蚕子烧灰（出过的），温酒冲下。③胎衣不下，用旧笔头三个，红花一钱，酒煎汤送下。

**【出处】** 平原坊刘经典（《大荔县中医验方采风录》）。

**【主治】** 产后百病（黑神丸）。

**【方药】** 当归一两　天麻二钱　木香一钱　京墨二钱　百草霜二钱半　白面五钱

**【用法】** 共为细面，面糊为丸，三钱重，每服一丸。

【出处】 郑章医院谢凤楼（《祁州中医验方集锦》第一辑）。

【主治】 产后一切杂症。

【方药】 当归三钱 川芎一钱半 生桃仁（去皮尖）一钱 红花一钱 泽兰二钱 益母草二钱 丹参三钱 姜炭五分 灵脂二钱 甘草一钱 路路通二个

【制法】 水煎

【用法】 温服。

【加减】 胸满加醋香附三钱，头痛头晕加芥穗三分，腹痛加元胡（醋炒）三钱，发冷加蒲黄一钱，发烧加生地一钱，咳嗽加川贝，呕吐加半夏、橘红、藿香，食欲不振加砂仁，泄泻加炒车前子，痢疾加木香、榔片，咳嗽遗尿加桑螵蛸或加龟板、益智仁，腹胀加川朴、枳实各五分，手麻加桂枝、炙芪，腿疼加杜仲、牛膝、木瓜，乳汁少加通草、不留、漏芦，恶露少加桃仁、红花。

【出处】 无极县王桂华（《十万金方》第三辑）。

【主治】 产后一切疾病

【方名】 乌金丸

【方药】 当归一两 丽参二钱 天麻三钱 红花二钱 香墨三钱 百草霜一钱 飞罗面五分

【制法】 共研细末，水为丸如豆大。

【用法】 每服三粒，用时按病状用引。心慌不安，童便为引；肚疼，黄酒为引，白带胡桃一个，萝卜三片同煎为引；恶露未净，积血成块，石竹、雄黄、当归为引；牙关紧、抽风，黑豆黄酒送下（黑豆用水煎）；遍身骨节痛，黄酒为引；血崩不止，地榆炭为引；头痛，生姜、半夏为引；咳嗽，桑皮、红花为引；心悸失眠，茯神、远志、枣仁为引；大渴不止，桑皮、通草为引；小便不利，瞿麦、萹蓄为引；完谷不化，泄泻不止，米壳为引；周身酸痛，四物汤加人参为引；外感寒热、往来似疟，防风、荆芥为引；房事太早，小便见血、腹痛，通草、红花为引；腹肿大如臌，去麦，萹蓄、红花为引；狂叫不安，谵妄似癫狂，通草、木通、红花为引；身体羸瘦、倦怠无力，四物汤为引。

【出处】 枣强县边福安（《十万金方》第三辑）。

【主治】 胎前产后诸症。

【方药】 全归三钱　川芎一钱半　生杭芍三钱　白术二钱　川贝二钱　制半夏一钱半　菟丝三钱　条芩二钱　香附三钱　杜仲三钱　芥穗二钱　粉草一钱半

【用法】 艾叶为引，水煎服。

【出处】 孙林卿（《大荔县中医验方采风录》）。

【主治】 产后百病。

【方药】 归身三钱　益母二钱　防风二钱　焦芥穗二钱　川红花一钱　通血香二钱　黄酒一杯引

【用法】 水煎服。

【出处】 王文汉（《大荔县中医验方采风录》）。

【主治】 产后诸症。

【方药】 益母草　明天麻　川芎　当归　陈皮各一钱

广木香钱半　赤金五十张　京墨一两　麦子面一两

**【制法用法】** 以上诸药，共为细末，用黄酒打面糊为丸，二钱重一丸。产后遇身疼，用秤锤烧红放醋内，后用醋送下；头痛，黄酒送下；产后下血不止，四物汤送下；产后痢疾，当归生姜荆芥汤送下；瘀血不尽，用桃仁红花汤送下。每服一丸，三丸痊愈。

**【提示】** 益母草为强壮性调经止血药，对于生产后子宫收缩无力有效；明天麻为治眩晕及头晕之效药，缓解四肢之肌肉痛；川芎为芳香性通经药，有镇静镇痛之效；当归为镇静调经药，治妇人子宫病，可使血液循环改善，并能治心腹诸痛；陈皮为芳香性健胃药，治胃痛解热消痰水；广木香为芳香性健胃药，能治一切气痛；赤金为镇静药，坚骨髓，通利五脏邪气；京墨止血、生肌肤、合金疮，治产后血晕，又止血痢；麦子面养心气及肝气，除客热、止烦渴。此方为行气活血镇痛剂，组成尚无大差，用之于产后，不至有其他妨害。

**【出处】** 西安市中学会会员冯光先（《中医验方秘方汇集》）。

**【主治】** 产后百日内诸症（腹泻腹痛，周身浮肿，或大汗不止，或经脉不断或寒热往来）。

**【方药】** 当归身一钱　川芎一钱　红花一钱　血竭花二钱五分　肉桂一钱　陈皮一钱　广木香一钱　珠宝砂一钱　寒水石七钱　粉甘草一钱五分

**【制法】** 共为细面，用麦面做成片，包成十二个小面包，放铁箅滤上，用桑木炭烤黄烧熟为度，去掉外面皮，将药面分作三包。

【用法】 内服，每服一包，每晚黄酒送下很效。

【提示】 服后发汗虚弱及盗汗者，不可发汗。

【出处】 商专赵金科（《河南省中医秘方验方汇编》续二）。

【主治】 产后十九症。

【方药】 当归五钱　川芎三钱　京芍四钱　黑姜四钱　荆芥三钱　防风四钱　双钩四钱　绵芪五钱　半夏三钱　上桂南三钱　羌活三钱　僵虫四钱

【加减】 发热加柴胡五钱；头痛加莲须三钱，白芷三钱；上部痛加川羌四钱；下部痛加大活五钱，川牛膝三钱；心口痛加吴萸子三钱，川牛膝二钱；虚亏痛加熟地五钱，熟蒲黄三钱，泽兰五钱；有块痛加熟地五钱，灵脂四钱，红花三钱，蒲黄三钱，桃仁四钱；食块痛加建曲四钱，焦楂五钱；大汗不止加麻黄根三钱，牡蛎粉四钱；大渴加寸冬三钱；喘加蒌仁四钱，川贝三钱；昏迷加附子三钱；泻肚加诃子五钱，去桂加肉蔻三钱；大便干加油当归五钱，火麻仁五钱，大云四钱；产后风牙关紧急，加明天麻五钱，全虫三钱；舌硬加石菖蒲四钱；肋岔痛加白芥子四钱；手横抓加佛手三钱，毛橘红四钱；败血不止加荆芥炭五钱，熟地七钱。

【制法】 水煎。

【用法】 内服。

【出处】 遂平赵俊美（《河南省中医秘方验方汇编》续二）。

## 产后感冒

【主治】 产后感冒。

【方药】 党参五钱　当归五钱　川芎二钱　杭芍二钱　生草一钱

【用法】 水煎服。

【加减】 有汗，加桂枝一钱半；无汗，加苍术一钱半，苏叶一钱；身痛，加羌活一钱；头痛，加藁本一钱半。

【出处】 姜正卿（《中医验方汇编》）。

【主治】 产后感冒。

【方药】 黑豆皮（炒）二两　泽兰五钱　坤草五钱　酩酼酒二两　童便一两

【制法】 水煎。

【用法】 内服，取汗即愈，很效。

【出处】 商专孙芝堂（《河南省中医秘方验方汇编》续二）。

【主治】 产后七八日，感冒、头痛、全身疼、发烧、恶寒、内热口渴。

【方药】 当归八钱　川芎二钱　桃仁二钱　姜炭八分　川羌二钱　防风二钱　芥炭二钱　桂心一钱　大活二钱　炙草一钱　寄生二钱

【用法】 外用薤白十根，元酒、童便各半碗，水煎饭后服，一日二次。

【出处】 东丰县张旭东（《吉林省中医验方秘方汇编》第三辑）。

## 产后阴痒

【主治】 阴疔疼极不可忍。
【方药】 桃仁（泡去皮尖）五钱
【用法】 将桃仁研如泥，涂之即止。
【出处】 （《祁州中医验方集锦》第一辑）。

【主治】 产后阴户痒极，不可忍。
【方药】 食盐一两
【用法】 涂之即止。
【出处】 （《祁州中医验方集锦》第一辑）。

## 产后阴肿痛

【主治】 产后茄翻肿胀。
【方药】 紫茄花（焙干）一两
【制法】 研为细末，香油调。
【用法】 搽患处。
【出处】 南乐朱聚宝（《河南省中医秘方验方汇编》续一）。

【主治】 产后瘀积肿胀。
【方药】 桃花瓣二钱
【用法】 酒煎服。

【提示】 此方系秘方。
【出处】 江西于都水头公社熊效忠（《中医名方汇编》）。

【主治】 产后阴部肿痛。
【方药】 马齿苋一把
【制法】 将上药捣如泥状。
【用法】 贴于患处即消。
【出处】 孝感专署（《湖北验方集锦》第一集）。

【主治】 产后阴户痛。
【方药】 桃仁（去皮）三钱
【制法】 将桃仁捣烂。
【用法】 涂于痛处。
【出处】 秭归县（《湖北验方集锦》第一集）。

【主治】 产后阴翻。
【方药】 泽兰叶
【制法】 水煎浓汤。
【用法】 熏洗患处即愈。
【出处】 商专刘柏芬（《河南省中医秘方验方汇编》续二）。

## 产后腹大

【主治】 产后小腹肿大，其硬如石效。
【方药】 石韦三钱 苣麦三钱 木通三钱 车前三钱 萹蓄

三钱　川军三钱　滑石一两　栀子三钱　元柏三钱　川芎三钱　甘草三钱

【用法】　水煎服。

【治验】　本县城关区，刘文治儿媳于1948年产后患病，其腹肿大，服药两剂愈。金某珍，产后腹大如三盆，其硬如石，四剂而愈。

【出处】　东丰县芦贵德（《吉林省中医验方秘方汇编》第三辑）。

## 产后腹胀

【主治】　产后胸腹胀满，腹中雷鸣作泻，夜间较重或清晨痛泻者。

【方药】　云苓四钱　白术四钱　砂仁一钱半　厚朴三钱　建曲三钱　故纸三钱　广木香二钱　炮姜二钱　诃子肉三钱　怀山药五钱

【用法】　水煎服。

【治验】　段王村李老铁之妻产后患胀满、肠鸣、腹泻症三月之久，二剂减轻，四剂痊愈。

【出处】　保专唐县建勋（《十万金方》第十辑）。

【主治】　产后血臌。

【方药】　大田七三钱　红花三两　焦楂三两　苏木六钱　干漆渣一两　楝木香六钱　川大黄五钱　桃仁五钱

【制法】　共研细末。

【用法】 每日服三次，每次服二钱。

【治验】 本县十一区河南乡同里村彭速发之妻，四十岁，1953年12月14日生产，次日饮食颇佳，下午恶露已止，腹膨满，经多医治疗无效，腹部日益胀大。至1954年2月间，察其腹部静脉暴露三根如香烟般大，无寒热，脚肿，大小便闭，初拟生化汤服之无效，改服上方一料，病好三分之一，再服二料（每剂加田七二钱，其他分量照原），病即痊愈。在服药期间，日夜小便六七次，腹痛渐消，食欲增进。

【提示】 本方以大队消瘀破血之品为主，少加木香行气，气行则血自行，对于血臌，确属有效方法。

【出处】 新余县徐嘉私、杨启春（《锦方实验录》）。

【主治】 产后一二个月，脐下小腹整个肿胀呈透明黄色，形如葡萄球状水泡者。

【方药】 当归四钱 川芎二钱 赤芍二钱 姜炭三钱 桃仁七分 茯苓皮一两 腹毛二钱 怀山药三钱 土白术二钱 麸枳壳二钱 生姜皮一钱

【用法】 煎汤服。

【出处】 西安市中医进修班梁耕林（《中医验方秘方汇集》）。

【主治】 产后胸痞腹胀。

【方药】 当归 川芎 酒芍 白术 云苓 广皮 姜夏 砂仁 香附 姜朴 粉草

【用法】 水煎服。

【出处】 （《祁州中医验方集锦》第一辑）。

## 产后行房诸症

【主治】 月家病。
【方药】 海棠花根五钱
【制法】 用童便浸泡七日，制成细末，加酒热浸一天。
【用法】 内服酒浸液。
【出处】 黄连珍、王金安（《贵州民间方药集》增订本）。

【主治】 月家病。
【方药】 指甲花茎三两
【制法】 炖猪肉一斤。
【用法】 内服。
【出处】 田明德（《贵州民间方药集》增订本）。

【主治】 月家病。
【方药】 白龙须（八角枫须根）三钱
【制法】 成末。
【用法】 用酒吞服，分三次服用，每次一钱。
【出处】 马玉珍（《贵州民间方药集》增订本）。

【主治】 月家病。
【方药】 水案板三钱
【制法】 成末，煎鸡蛋。
【用法】 内服，连服三次，每次一钱。
【出处】 黄童璧（《贵州民间方药集》增订本）。

【主治】 月家病。
【方药】 水黄花三钱
【制法】 加水煎汤半碗。
【用法】 内服，连服三剂。
【出处】 马玉珍（《贵州民间方药集》增订本）。

【主治】 月家病。
【方药】 干漆二钱　地牯牛二钱
【制法】 各药成末研合。
【用法】 用酒吞服。
【出处】 梁炳全（《贵州民间方药集》增订本）。

【主治】 月家病。
【方药】 地黄瓜（全株）三钱　野棉花根三钱
【制法】 炖猪肉。
【用法】 内服。
【出处】 杨允中（《贵州民间方药集》增订本）。

【主治】 月家病。
【方药】 金针花根一两　毛芹菜三钱
【制法】 蒸小子鸡一只。
【用法】 内服，连服两剂即愈，或加水煎汤内服亦佳。
【出处】 杨济中（《贵州民间方药集》增订本）。

【主治】 月家病。
【方药】 ①酸黄瓜草　茨老泡　通花根　三月泡　五

月泡　瓜子草　狗牙瓣　门冬子　蓝草花根（用量酌病情）

②当归　芡实　莲米　枣仁　怀山　玉竹　枣皮　金箔　琥珀　砂仁　扁豆　茯苓各三钱

【制法】烧猪肉。

【用法】先服第一方后，隔一周再服第二方。

【出处】王心一（《中医采风录》第一集）。

【主治】月间疾，面黄肌瘦，呕吐。

【方药】巴豆去油　丁香　黑胡椒　葱葫各七个

【制法】共捣极碎，面糊和为丸。

【用法】一次内服，用男子精液送下，一次可愈。

【提示】内有巴豆量大，用时宜斟酌。

【出处】商专刘相乾（《河南省中医秘方验方汇编》续二）。

【主治】月奸病。

【方药】红藿麻　八轮麻　棕树根　桐子树根

【制法】第一二剂水煎，第三剂炖鸡。

【用法】内服，连服三剂即愈。

【出处】杜文品（《中医采风录》第一集）。

【主治】月奸痨。

【方药】芭蕉头（分量不拘）　白胡椒三钱

【用法】炖羊肉吃。

【出处】内江市白笃生（《四川省医方采风录》第一辑）。

【主治】 月奸痨。

【方药】 夜合根一斤　酒醋一斤　鸡蛋二个

【制法】 同泡三昼夜。

【用法】 每次服半杯，一天服两次。

【出处】 内江市严永年（《四川省医方采风录》第一辑）。

【主治】 月奸痨。

【方药】 红枣四钱　芫花四钱　甘遂四钱　花乳石四钱　阳起石五钱

【制法】 研细，用灰面包煨，以红糖为丸，如豌豆大。

【用法】 每次服十丸，每早饭前开水送下。

【禁忌】 忌盐。

【出处】 开县中西医代表会（《四川省医方采风录》第一辑）。

【主治】 妇女月奸病，肢体干瘦如柴者。

【方药】 七角丰　八角丰　九角上（均草药）　黄桷树根　杜仲各五钱

【制法】 水煎。

【用法】 内服。

【出处】 向尊荣（《中医采风录》第一集）。

【主治】 月奸痨。

【方药】 黄精二钱　铁螃蟹二钱　仙茅二钱　血藤二钱　当归二钱　红花二钱　响铃草三钱　夜关门三钱　鸡儿花二钱　一面锣二钱　知母二钱

【用法】 用水煎服。

【加减】 若肿者，加丑牛三钱，水茴香三钱。

【出处】 宜兵县但孟才（《四川省医方采风录》第一辑）。

【主治】 月奸痨。

【方药】 生地四钱 小茴三钱 台乌三钱 玄胡三钱 红花四钱 赤芍三钱 丹皮三钱 三棱三钱 莪术三钱 香附三钱 虻虫七个 干漆（烧存性）三钱

【用法】 用水煎服。

【加减】 三棱、莪术随体质强弱加减，体弱者少用；如腹部硬消痛止，可减去虻虫、干漆二味，再服一二剂即愈。

【禁忌】 忌房事一百二十天。

【出处】 万县专区中医代表会（《四川省医方采风录》第一辑）。

【主治】 月奸痨。

【方药】 茜鳖汤：洋参二钱 生地五钱 归尾三钱 桃仁二十粒 红花二钱 血竭二钱 肉桂二钱 茜草三钱 鳖甲（炒）八钱 通草二钱 广香一钱 甘草一钱

【用法】 用水煎服。

【出处】 成都市张鹏程（《四川省医方采风录》第一辑）。

【主治】 月奸痨。

【方药】 谷精草 春不见 血当归 凌霄花 樟树果 女儿红 石蜂子 必血莲

【用法】 煮甜酒服。

【禁忌】 忌盐。

【出处】 奉节县彭焕廷（《四川省医方采风录》第一辑）。

【主治】 月奸痨。

【方药】 九里穿根（又名野棉花根）三两　白花草根（又名山当归）三两　荞麦根三两　山笔筒根（石缝内者佳）三两　山泽兰根三两　四楞草根三两　佛顶珠一两　牛膝三两　瓦楞子（研）五钱　归尾三两　三棱三两　莪术三两　玄胡一两　红花五钱　香附（童便炙）五两　姜黄三两　血通三两　干漆（煅）一两

【用法】 用白酒五斤泡服，以经动下血块为度。

【加减】 如体弱者，加丹参二两、全归二两同泡，愈后再服下方三四剂调理：全归一两，黄脊一两，怀牛膝五钱，丹参二两，熟地一两，胡椒五钱，黄附片五钱，鹿角片五钱，芡实一两，莲米一两，大枣五枚，母鸡一只炖服，加盐。

【出处】 金堂县李明三（《四川省医方采风录》第一辑）。

【主治】 产后瘀血未尽，男妇行房所致的癥瘕症。

【方药】 扑地麻（又名明净草）二两　马兰子（每月一颗，按月照加）　马桑根一寸许　红抓刺根五钱

【制法】 先将马钱子火炮去毛，白酒一斤，浸泡诸药。

【用法】 每早晚各服一杯半。

【出处】 王心一（《中医采风录》第一集）。

【主治】 产后未及月而犯房事，致成腹痛、心悸，月经不通，体渐枯瘦者。

【方药】 老鸭子一只　黑瓜子一两　墨耳子一两　人中白

(用瓦焙干)一两

**【制法】** 将鸭缢死去毛脏，诸药放入鸭腹，缝好置瓦罐内，微火煨至鸭熟取出。

**【用法】** 分数次服。

**【出处】** 王心一(《中医采风录》第一集)。

**【主治】** 点经症。

**【症状】** 产后未满一月，因性交成月经病。

**【方药】** 三棱　赤芍　红花各三钱　丹皮　生卷柏各二钱半　元胡　吴萸　牛膝　荆芥　川芎　当归　白芍各二钱　熟地　附子　灵脂各一钱半　生草一钱

**【用法】** 水煎服。

**【禁忌】** 豆、面、醋、油腻之物。

**【出处】** 五台郗菊影(《山西省中医验方秘方汇集》第三辑)。

**【主治】** 产后行房，腹痛，面黄肌瘦。

**【方药】** 金毛狗一两　当归七钱　川芎三钱　红花二钱　血竭花一钱　乳香三钱　山甲三钱　大黄二钱　灵脂三钱　蒲黄三钱　桃仁三钱　甘草一钱

**【制法】** 水煎。

**【用法】** 内服，三四剂。

**【出处】** 通许沈文杰(《河南省中医秘方验方汇编》续一)。

【主治】 产后行房，冷烧、咳嗽、两颧潮红、少腹微痛、面黄肌瘦。

【方药】 当归三钱 川芎三钱 白芍三钱 红花一钱半 枳实二钱 三棱二钱 文术二钱 血力花一钱半 桃仁三钱 干漆炒炭二钱 巴豆（去油）三个 全小鸡（即出胎小鸡焙干为末，如无全小鸡，鸡蛋壳也可）一个

【制法】 上药共为末，蜜丸。

【用法】 每服三钱，开水送下，日服两次。

【出处】 通许于从善（《河南省中医秘方验方汇编》续一）。

【主治】 产后未满月行房事。

【方药】 巴豆米五个 葶苈子八分 牙皂三分 均姜三分 云苓五分 甘草三分 葱白（去须）七根

【制法】 上药共捣如泥，用消毒棉包裹加鸡蛋黄大，外用细绸包之线缝留线头七寸许。

【用法】 用时放在阴道内，用手轻送，其药自上，至三日打下血块和血水即愈。

【出处】 罗山方本初（《河南省中医秘方验方汇编》续二）。

## 产后怔忪

【主治】 产后怔，忡惊，悸心跳不宁。

【方药】 当归三钱 川芎三钱 茯神三钱 枣仁二钱 白术

三钱　远志三钱　柏仁三钱　人参二钱　黄芪三钱　麦冬二钱　花粉一钱

**【用法】** 水煎服。

**【出处】** 杨德臣（《吉林省中医验方秘方汇编》第三辑）。

## 产后疟疾

**【主治】** 产后血痢，小便不通，脐腹疼痛。

**【方药】** 生马齿苋

**【用法】** 捣烂，取汁三合，煎沸下蜜一合，调顿服即愈。

**【出处】** （《祁州中医验方集锦》第一辑）。

**【主治】** 产后伤食，发热疟疾，痢疾。

**【方药】** 巴豆（去油）七个　胡椒七个　大枣一个　绿豆七个

**【制法】** 将枣去核，将胡椒等三味研末，装入枣内，用麻将枣捆好，新瓦上烧存性，研细，分作两包。

**【用法】** 每服一包，开水送下（药峻，用时须经中医诊断许可，方可用）。

**【出处】** 洛专李宗道（《河南省中医秘方验方汇编》续一）。

**【主治】** 产后疟疾。

**【方药】** 台参二钱　北柴胡二钱　半夏二钱　炙甘草二钱　川芎二钱　归身（酒洗）二钱　干姜三分　大枣三枚

【用法】 水煎，不拘时服。

【加减】 久疟加鳖甲（醋炙）一钱，炙黄芪一钱。

【提示】 产后气血俱虚，万不可用截药，宜补虚扶正。

【出处】 西宁铁路医院（《中医验方汇编》）。

【主治】 产后疟疾。

【方药】 当归七钱　川芎二钱　桃仁一钱五分　红花一钱　炮姜一钱五分　肉桂二钱　草果仁八分　青皮二钱　柴胡二钱　炙甘草八分　黑豆一把　乌梅三个

【制法】 水煎，兑入水酒三两。

【用法】 内服。

【提示】 此方对产前后烧冷不效。

【出处】 商专李华林（《河南省中医秘方验方汇编》续二）。

【主治】 产后疟疾。

【方药】 当归一钱半　川芎二钱　酒药一钱半　焦术一钱半　云苓一钱半　柴胡八分　青皮八分　粉草五分　水煎服。

【出处】 （《祁州中医验方集锦》第一辑）。

【主治】 产后痢疾久不愈。

【方药】 四君子汤加减：人参　白术　云苓　口芪　米壳　粉草

【用法】 水煎服。

【出处】 （《祁州中医验方集锦》第一辑）。

【主治】 产后痢疾，不拘红白。

【方药】 当归　川芎　白芍　白术　云苓　广皮　木香　炒香附　神曲　炒干姜　炙草

【出处】 （《祁州中医验方集锦》第一辑）。

## 产后下痢

【主治】 产后下痢。

【方药】 糯米一两至一两半

【用法】 煮粥，并用黑山栀末一钱调食之。重者服两次，轻者服一次。

【提示】 此方治妇人在产后一个月内下痢（一天排便二三十次）更有效。

【出处】 建瓯县丘克明（《福建省中医验方》第三集）。

【主治】 产后痢。

【方药】 南山楂三两

【制法】 用老墙上土同山楂炒焦，将山楂研细，分作二包。

【用法】 每服一包，拌入小米饮或汤内喝下即愈。

【出处】 商专谢望田（《河南省中医秘方验方汇编》续二）。

【主治】 产后伤食，发热疟疾、痢疾。

【方药】 巴豆（去油）七个　胡椒七个　大枣一个　绿豆七个

【制法】 将枣去核，将胡椒等三味研末，装入枣内，用麻将枣捆好，新瓦上烧存性，研细，分作两包。

【用法】 每服一包，开水送下（药峻，用时须经中医诊断许可，方可用）。

【出处】 洛专李宗道（《河南省中医秘方验方汇编》续一）。

【主治】 产后痢疾。

【方药】 白术三钱　桃仁三钱　古铜钱三个　白萝卜汁三酒盅　夏枯草膏若干

【制法】 上三味熬汤，冲萝卜汁及枯草膏。

【用法】 一次服完。

【出处】 杜春华（《河南省中医秘方验方汇编》）。

【主治】 产后赤白痢疾，腹痛。

【方药】 酒芍　胶珠　当归　熟地各三钱　艾叶三钱

【用法】 水煎服。

【出处】 张庚子（《河南省中医秘方验方汇编》）。

【主治】 产后下痢，脉不大实。

【方药】 白头翁二钱　秦皮三钱　黄连三钱　黄柏三钱　甘草三钱　阿胶三钱

【用法】 水煎服。

【治验】 王景三、宋白柱、王建等内人，均用此方治愈。

【出处】 南堤圈村张裔隆（《祁州中医验方集锦》第一辑）。

【主治】 产后因食生冷油腻之物下痢或赤白痢疾。

【方药】 当归五钱 杭芍五钱 川芎一钱 熟地三钱 天麻一钱 木香二钱 桃仁二钱 红花二钱 古铜钱三个 仙人头一个 黄酒一盅为引

【用法】 水煎服，服后微汗即愈。

【治验】 高伟菊，女，二十五岁，产后三日因食面食以致下痢，服本方而愈。刘桂如，女，二十六岁，产后下痢，服二剂而愈。

【出处】 安国先锋公社医院李鹤鸣（《祁州中医验方集锦》第一辑）。

【主治】 产后痢疾腹痛，卧床不起。

【方名】 活血逐瘀汤

【方药】 当归三钱 川芎二钱 桃仁一钱 红花一钱半 木香二钱 榔片二钱 滑石三钱 乳香一钱 没药一钱半 血竭花五分 甘草二钱

【用法】 以水二盅煎成八分，服时加以红糖少许，余渣隔三个钟头再煎服。

【出处】 冀县张殿钧（《十万金方》第三辑）。

【主治】 产后红白痢疾，腹痛后重、口渴，舌苔红痛，不能食。

【方药】 土炒当归身三钱 土白术三钱 杭芍三钱 青皮三钱 枳壳三钱 陈皮三钱 姜炒川连一钱半 大木通二钱 滑石三钱 大白三钱 焦楂三钱 神曲三钱 西砂王二钱 五灵脂三钱 木香一钱 甘草一钱

【用法】 水煎服。

【出处】 张心宁（《河南省中医秘方验方汇编》）。

【主治】 产后痢，寒热腹痛，一日数次。

【方药】 党参 紫苏 广木香 茯苓 白术炒 炮姜 肉蔻 面包（烧黄）一个 法半夏 炙甘草（分量酌用）

【制法】 水煎。

【用法】 内服。

【出处】 商专王家增（《河南省中医秘方验方汇编》续二）。

【主治】 产后泻痢，腹鸣、腹痛，脉象六脉浮。

【方药】 当归五钱 川芎二钱 焦芥穗二钱 肉蔻（面煨）二钱 诃子肉（煨）一钱半 炙草一钱半 童便三盅为引

【用法】 用水一碗，煎成半碗。每剂服两次，早晚空心服。

【禁忌】 生冷、硬物和肉类。

【出处】 刘光盛（《山西省中医验方秘方汇集》第二辑）。

【主治】 治产后瘀血入腹，硬痛拒按。

【方药】 生地三钱 天台乌三钱 广木香一钱 桃仁二钱 红花三钱 车前三钱 吴萸二钱 百草霜三钱 伏龙肝二钱 童便一杯

【用法】 水煎服。

【出处】 奉节县江青竹（《四川省医方采风录》第一辑）。

【主治】 妇人产后赤白痢疾（凡妇人产后气血虚弱，腹痛，里急后重，下痢赤白，饮食少纳）。

【方药】 杭白芍三钱 白云苓三钱 白头翁二至三钱 条芩一钱至一钱五分 广木香一钱五分 全当归二钱 砂仁一钱至一钱五分 厚朴一钱五分 香附二钱五分至三钱 粉甘草八分至一钱

【用法】 水煎，日服一剂，饭前服。

【禁忌】 忌生冷黏滞食物。

【治验】 ①周某，女，26 岁，住龙南县上杨乡，1957 年 10 月患者产后第三日腹痛，腰痛，赤白痢，里急后重，口苦，两脉沉稍数，面黄瘦带黑，舌边绛，中白腻微黄，处方：全当归二钱 酒白芍三钱 酒条芩一钱 白云苓二钱 广木香一钱五分 制香附二钱五分 川续断一钱五分 白头翁二钱 川厚朴一钱五分 西砂仁一钱五分 左秦艽二钱 粉甘草一钱 水煎服一剂。翌日伊夫来所改方，据云，服一剂后，腰痛、下痢均减，仍照前方加减：全当归二钱 生白芍二钱 酒条芩一钱五分 白云苓三钱 广陈皮一钱 广木香一钱 炒黑地榆一钱 白头翁二钱 西砂仁一钱五分 漂白术一钱 川厚朴一钱 粉甘草一钱 红枣 老米一撮 水煎再服，一剂愈。

②廖某，女，37 岁，产后二十余天，患赤白痢，里急后重，胸胁下腹痛，小便淋沥作痛，微咳嗽，舌绛，苔黄腻，脉沉濡。处方：全当归一钱五分 生白芍三钱 北柴胡八分 黄条芩一钱五分 赤茯苓三钱 西砂仁一钱 白头翁三钱 生香附三钱 广木香一钱五分 车前子二钱 川厚朴一钱五分 陈枳实二钱 漂白术一钱 生甘草八分 水煎，服一剂。服后症减，但对哈欠甚多改方如下：正结面党三钱 白术（土炒）二钱 正北芪一钱五分 正川芎一钱五分 全当归三钱 酒白芍三钱 木香一钱

广陈皮二钱　西砂仁二钱　白云苓一钱　桂枝尖二钱　白头翁一钱五分　粉甘草一钱　姜枣二片　水煎服，一剂而愈。

**【出处】** 龙南县龙南镇中医联合诊所黄展云（《江西省中医验方秘方集》第三集）。

**【主治】** 产后血痢。

**【方药】** 当归三钱　川芎二钱　桃仁二钱五分　红花一钱　蒲黄炒三钱　灵脂二钱　山楂三钱　陈皮二钱　广木香八分　云苓三钱　甘草八分

**【制法】** 水煎。

**【用法】** 内服。

**【出处】** 商专刘柏芬（《河南省中医秘方验方汇编》续二）。

## 产后衄血

**【主治】** 产妇鼻衄。

**【方药】** 韭菜一把

**【用法】** 和甜酒装入壶内固封，火上炖开后，扯开壶嘴对病人鼻孔熏之立止。

**【出处】** 宜宾赵玉三（《四川省医方采风录》第一辑）。

**【主治】** 产后流鼻血不止。

**【方药】** 荆芥花（炒黑）适量

**【用法】** 共为末，童便调服。

【提示】 本方即华元化之愈风散，对产后失血或昏晕者，经验有卓效。

【出处】 邓学林（《成都市中医验方秘方集》第一集）。

【主治】 产后衄血。

【方药】 荆芥炭四钱 童便一盅

【制法】 荆芥用水煎，后兑入童便。

【用法】 顿服。

【出处】 孝感专署（《湖北验方集锦》第一集）。

【主治】 产后衄血。

【方药】 当归五钱 炒川芎二钱 党参三钱 生地七钱 泽兰叶三钱 粉丹皮二钱 川牛膝一钱 熟地三钱 甘草一钱 童便引

【用法】 水煎服。

【出处】 李凤池（《河南省中医秘方验方汇编》）。

## 产后渴

【主治】 产后大渴。

【方药】 鸡蛋清一个

【制法】 用开水冲为一茶碗。

【用法】 喝之立止。

【出处】 滑县高相汉（《河南省中医秘方验方汇编》续一）。

【主治】 产后消渴，饮水不止。

【方药】 当归　川芎　白芍　生地　寸冬　五味子　知母　云苓　炙芪　粉草

【用法】 水煎温服。

【出处】 （《祁州中医验方集锦》第一辑）。

## 产后停食

【主治】 产后脾虚有热，胸满、恶食、呕吐。

【方药】 土炒归身三钱　土白术三钱　茯苓二钱　炒枳壳三钱　陈皮二钱　姜炒半夏二钱　姜炒黄连一钱半　广木香五分　青皮二钱　西砂仁二钱　粉甘草一钱　生姜引

【用法】 水煎服。

【出处】 张心宁（《河南省中医秘方验方汇编》）。

【主治】 产后停食，胸膈饱闷，身发寒热，不思饮食。

【方名】 理脾汤

【方药】 苍术（炒）一钱　陈皮一钱　姜厚朴一钱五分　砂仁一钱　神曲（炒）一钱　山楂一钱　麦芽（炒）一钱　干姜八分　炙草五分

【用法】 上药引用生姜三片，水煎服。

【加减】 泄泻加白术、白茯苓，大便闭加桃仁、红花，小便闭涩加大腹皮。

【出处】 安国县王玉港江庭荣（《十万金方》第十辑）。

【主治】 产后停食，胸膈饱闷，身发寒热，不思饮食。

【方药】 理脾汤：苍术一钱 陈皮一钱 姜朴一钱半 砂仁一钱 炒神曲一钱 山楂一钱 炒麦芽一钱 干姜八分 炙草五分 生姜三片

【用法】 水煎服。

【加减】 腹泄加白术、云苓，大便闭加桃仁、红花，小便闭加大腹皮。

【出处】 （《祁州中医验方集锦》第一辑）。

## 产后不语

【主治】 产后不语。

【方药】 生白矾一钱

【制法】 用开水溶化。

【用法】 灌入。

【出处】 监利县（《湖北验方集锦》第一集）。

【主治】 产后不语。

【方药】 人参三钱 石菖蒲三钱 石连肉二钱

【用法】 水煎温服。

【出处】 桦甸县（《吉林省中医验方秘方汇编》第三辑）。

【主治】 产后不语。

【方药】 党参一两 石菖蒲一两 生地一两 川芎一两 防

风一两　朱砂五钱　细辛二钱

【制法】共研细末。

【用法】每服二钱，开水下。

【出处】鄂城县（《湖北验方集锦》第一集）。

【主治】产后不语。

【方药】用八珍汤：人参　菖蒲　生地　川芎各一两　细辛三钱　防风五钱　辰砂五钱　甘草二钱

【用法】上为细末，每次一钱，薄荷汤调下，不拘时服。

【提示】产后不语者何？答曰：人心有七孔三毛，产后虚弱多致停积，收血闭于心窍，神智不能明，又心气通于舌，心气闭塞则舌亦强矣，故令不语。

【出处】（《祁州中医验方集锦》第一辑）。

## 产后咳嗽气喘

【主治】产后咳逆不止。

【方药】干柿一个

【用法】切碎，以水一盏，煎至八分热即止。

【出处】（《祁州中医验方集锦》第一辑）。

【主治】产后面黑，恶血入肺，发喘欲死。

【方药】苏木一两　人参（为细末）五钱

【制法】苏木以水三杯，煎成一杯，滤汁。

【用法】以苏木煎汁，调人参末口服。

【出处】 商专刘柏芬（《河南省中医秘方验方汇编》续二）。

【主治】 产后虚喘。
【方药】 人参二钱　附子一钱半
【用法】 水煎服。
【出处】 博野社医院傅定国（《祁州中医验方集锦》第一辑）。

【主治】 产后喘息实症。
【方药】 人参一钱半　苏木三钱
【用法】 水煎服。
【出处】 博野社医院傅定国（《祁州中医验方集锦》第一辑）。

【主治】 产后伤风（月内风）。
【方药】 女贞子（干者两半，鲜者四两）　赤肉三两　酒五两
【用法】 合炖服之。
【出处】 漳州县郭映卿（《福建省中医验方》第二集）。

【主治】 产后伤盐，咳嗽。
【方药】 鸭蛋两个　白茶　红糖适量
【用法】 白茶煮沸后，加红糖煮鸭蛋。
【提示】 鸭蛋甘寒，补阴，除心腹隔热，对产后盐伤阴液之咳嗽，有一定效果。
【出处】 杨玉清（《成都市中医验方秘方集》第一集）。

【主治】 产后咳嗽。

【方药】 僵虫五个 坤草面三钱 赤金七张 蜂蜜四两

【制法】 将蜜放锅内滚七滚，入前药搅匀，赤金放药上。

【用法】 上药分作四份，每早晚各服一份，服药后随喝黄酒二两，重者须服三料。

【出处】 长垣杨如周（《河南省中医秘方验方汇编》续一）。

【主治】 产后咳嗽。

【方药】 知母一钱 贝母一钱 杏仁二钱 桃仁二钱

【用法】 水煎，饭后温服。

【出处】 西宁铁路医院（《中医验方汇编》）。

【主治】 产后干咳无痰、胸不适。

【方药】 细辛三分 白桔梗一钱 五味子五分 炒前胡五分 白果仁（研）一钱半 竹沥一钱引

【用法】 水煎空心服。

【禁忌】 生冷、难消化食物、绿豆面，未满月勿用。

【出处】 平遥县王裕普（《山西省中医验方秘方汇集》第二辑）。

【主治】 妇人产后气喘。

【方药】 人参一两 当归一两 熟地一两 枸杞五钱 山萸五钱 麦冬一两 阿胶一钱 肉桂一钱 芥穗（炒）二钱

【用法】 水煎服。

【出处】 深县（《十万金方》第十辑）。

【主治】 产后痰喘，咳嗽。

【方药】 人参二钱 焦白术三钱 茯苓二钱 炒枳壳三钱 炙桑皮三钱 阿胶三钱 姜半夏二钱 知母二钱 川贝母二钱 炒杏仁二钱 炙百合二钱 五味二钱 炙黄芪三钱 天门冬二钱 橘红三钱 炙甘草一钱 淡竹叶引

【用法】 水煎服。

【出处】 张心宁（《河南省中医秘方验方汇编》）。

【主治】 产后咳嗽头疼，内外烧或不烧，咳嗽，不想吃。

【方药】 橘红二钱 半夏三钱 炙桑皮三钱 五味子一钱 白桔梗一钱 炙百合一钱半 黑条芩五分 粉白术二钱 云苓片二钱 炒枳壳一钱半 炙草五分 炙枇杷八分引

【用法】 水煎空心热服。

【加减】 如气虚加党参二钱。

【禁忌】 生冷、难消化食物。

【出处】 平遥县王裕普（《山西省中医验方秘方汇集》第二辑）。

【主治】 产后咳嗽、发热、痰喘。

【方药】 当归 川芎 白芍 熟地 陈皮 姜夏 茯苓 枳壳 桔梗 前胡 苏梗 人参 木香 甘草

【用法】 水煎温服。

【出处】 （《祁州中医验方集锦》第一辑）。

## 产后呕吐

【主治】 产后呕吐。

【方药】 陈皮 姜夏 白术 云苓 砂仁 藿香 人参 神曲 当归 甘草 生姜五片

【用法】 水煎温服。

【出处】 （《祁州中医验方集锦》第一辑）。

## 产后呃逆

【主治】 产后呃逆，胃气上冲，食难下咽。

【方药】 柿蒂三钱 砂仁三钱 藿香三钱 竹茹三钱 炮姜三钱 当归五钱 桃仁三钱

【用法】 水煎服。

【出处】 宁晋县吴丙耀（《十万金方》第三辑）。

## 产后失明

【主治】 产后二目莫睹。

【方药】 鸡肝子一个

【制法】 瓦上焙干为末。

【用法】 用鹿衔草二两煎汤，送服鸡肝末，三剂可愈。

【出处】 清丰路际平（《河南省中医秘方验方汇编》续一）。

## 胎盘不下

**【主治】** 胞衣不下。

**【方药】** 草河车（土名七叶一枝花，学名蚤休）

**【用法】** 胞衣不下，用酒磨草河车冲鸡汤内服。咳痰带血，用第二次米泔水磨草河车服下，至血止为度。

**【出处】** 建瓯县黄萍（《福建省中医验方》第三集）。

**【主治】** 胎衣不下。

**【方药】** 芡实叶（即草药鸡婆头）

**【用法】** 将药（叶不能撕破）用水煎服。

**【出处】** 江津县李银盛（《四川省医方采风录》第一辑）。

**【主治】** 死胎不下（难产）。

**【方药】** 耗猪箭

**【用法】** 上药烧灰研末，酒服，死胎即下。

**【出处】** 朱光明（《中医名方汇编》）。

**【主治】** 难产，或胞衣不下。

**【方药】** 八角莲

**【用法】** 煎服。

**【提示】** 八角莲，又名独叶一枝花，功能软坚透脓，一般作为解毒用，治疗蛇伤。

**【出处】** 龙泉县夏交春（《浙江中医秘方验方集》第一辑）。

【主治】 胞衣不下。

【方药】 荷叶一张

【用法】 洗净，多加水煎服。

【出处】 余杭县验方（《浙江中医秘方验方集》第一辑）。

【主治】 胞衣不下。

【方药】 面碱不拘多少

【用法】 用鼻嗅之即下。

【出处】 沽源县（《十万金方》第一辑）。

【主治】 产后胞衣不下。

【方药】 胡萝卜缨一把

【用法】 水煎服。

【出处】 沽源县（《十万金方》第一辑）。

【主治】 胎衣不下。

【方药】 紫皮蒜一头

【制法】 捣成蒜泥。

【用法】 放在脚心上，待胞衣下来后，应当迅速将蒜泥取下，转贴头顶百会穴处。

【出处】 商都郭兴起（《十万金方》第一辑）。

【主治】 妇女产后，胎衣不下。

【方名】 青醋汤

【方药】 鸡子（去黄）一个 陈醋一两

【制法】 将鸡子青和陈醋混合一处。

【用法】 冬天加温服，夏天凉服。

【治验】 马氏生小孩胎衣不下，服以上处方后，胎衣自下。

【出处】 涿鹿县支兆有（《十万金方》第一辑）。

【主治】 胎衣不下。

【方药】 蔄苣子二两

【用法】 水煎服即下。

【出处】 伍仁桥医院李彦卿大夫介绍经验方（《祁州中医验方集锦》第一辑）。

【主治】 胞衣不下。

【方药】 莲房（破为四瓣）一个

【制法】 水煎。

【用法】 内服胞衣，分四块即下。

【出处】 新专梁鉽（《河南省中医秘方验方汇编》续二）。

【主治】 胞衣不下。

【方药】 当归一两　川芎一两

【制法】 水煎。

【用法】 内服。

【出处】 新专李子才（《河南省中医秘方验方汇编》续二）。

【主治】 胞衣不下。

【方药】 草麻子五钱

【制法】 将上药捣如泥。

【用法】 贴患者涌泉穴，胞衣出后，立即洗去，否则恐子宫脱出（如子宫脱出时，再贴百会穴）。

【出处】 孝感专署（《湖北验方集锦》第一集）。

【主治】 胎衣不下。

【方药】 莲蓬壳三个

【制法】 水煎。

【用法】 日服二次。

【出处】 孝感专署（《湖北验方集锦》第一集）。

【主治】 胞衣不下。

【方药】 荤葱数根

【用法】 将葱放在口里嚼，不吞，即下。

【出处】 秭归县（《湖北验方集锦》第一集）。

【主治】 胞衣不下。

【方药】 荷叶数张

【制法】 水、酒各半煎。

【用法】 内服。

【出处】 建始县（《湖北验方集锦》第一集）。

【主治】 胞衣不下。

【方药】 五灵脂三钱

【制法】 研为细末。

【用法】 内服一次，温酒送下。

【出处】 商专李华英（《河南省中医秘方验方汇编》续二）。

【主治】 胞衣不下。

【方药】 红酒一大碗

【用法】 饮下。

【出处】 永安县林敦、詹连芳、苏颜齐、詹琼、康玉梅、苏严、苏成、潘友梅（《福建省中医验方》第二集）。

【主治】 胞衣不下。

【方药】 向日葵壳

【用法】 葵子房一个，配黄牛屎、赤土（不拘量），合杵为饼，贴足底心。胞衣一下，即取去。

【出处】 德化县林信卓（《福建省中医验方》第二集）。

【主治】 胞衣不下。

【方药】 蓖麻子（去壳）四十粒 铁锈二钱

【用法】 合杵，敷足心，即下。

【提示】 蓖麻子去壳捣贴足心，见于《验方新编》及第一集《中医验方》，但无铁锈。

【出处】 永安县林敦、詹连芳、苏颜齐、詹琼、康玉梅、苏严、苏成、潘友梅（《福建省中医验方》第二集）。

【主治】 产后胎衣不下或难产。

【方药】 大葱一把

【制法】 用二碗水煮大葱，捞出捣糊。

【用法】 敷于膝盖上用布包缠，再服葱水半碗，二小时即见功效。

【出处】 刘中玺（《河南省中医秘方验方汇编》）。

【主治】 胎衣不下。

【方药】 熊胆五分至一钱

【制法】 研为细末。

【用法】 开水冲服。

【出处】 周宗尧（《河南省中医秘方验方汇编》）。

【主治】 胎衣不下，心腹疼。

【方药】 茄子节三个

【制法】 焙焦为末。

【用法】 开水冲服。

【出处】 周宗尧（《河南省中医秘方验方汇编》）。

【主治】 胎衣不下，叫号不止。

【方药】 蝌蟹前爪四个

【制法】 焙黄为末。

【用法】 黄酒冲服（注意蝌蟹毛吃了危险）。

【出处】 周宗尧（《河南省中医秘方验方汇编》）。

【主治】 胎衣不下。

【方药】 陈石灰二三斤

【制法】 将石灰捣细末，装在便罐内，加开水半罐。

【用法】 将便罐放在产妇前，令产妇先将脐带放在罐内，产妇随坐罐上，少刻胎衣即掉。

【出处】 洛专赵子勤（《河南省中医秘方验方汇编》续一）。

【主治】 产后胎盘不下。

【方药】 荷叶破四块

【用法】 煎服。

【出处】 桑植县中医刘仁义（《湖南省中医单方验方》第二辑）。

【主治】 胎衣不下。

【方药】 芡实叶一个

【制法】 水煎。

【用法】 内服。

【提示】 大麻子仁四十九粒，明雄二钱，元寸二分，共捣如泥，糊脚心，即下。

【出处】 唐河卫协会（《河南省中医秘方验方汇编》续一）。

【主治】 产后胎衣不下。

【方药】 蓖麻（去壳）四十九个

【用法】 研末，和白面成糊，敷脚心。

【提示】 歌：产后胎衣不落身，惶惶惊动一家人，蓖麻去壳四十九，白面同研敷足心。

【出处】 湟中中医进修班（《中医验方汇编》）。

【主治】 产后胎衣不下。

【方药】 灶心土五钱

【用法】 研末，酒调和，温服。

【提示】 歌：灶中土是伏龙肝，药贱功殊不等闲，为末酒调温口服，胎衣不下是灵丹。

【出处】 湟中中医进修班（《中医验方汇编》）。

【主治】 产后胎衣不下。

【方药】 老藕叶一个

【制法】 焙干为末，加入红糖五钱。

【用法】 口服，水酒一两送下。

【出处】 商专张德明（《河南省中医秘方验方汇编》续二）。

【主治】 产后胞衣不下。

【方药】 葱白四钱

【制法】 冲烂。

【用法】 敷脚心。另用鸡蛋三个取清，兑酒醋一杯，顿服，再用布包热灰熨肚脐。

【出处】 伍本礼（《中医采风录》第一集）。

【主治】 产后胞衣不下。
【方药】 蓖麻子（按产妇年龄，每岁一颗）
【制法】 冲烂。
【用法】 贴脚心。
【出处】 姜兴纯（《中医采风录》第一集）。

【主治】 胎盘不下。
【方药】 鸡脚莲
【用法】 水煎服。
【提示】 催下胎盘，用马鞭草煎水服，效果较良好。
【出处】 江西东乡（《中医名方汇编》）。

【主治】 胎盘不下。
【方药】 莲蓬壳
【用法】 切二、三块，煎水服。
【出处】 江西赣县熊祥春（《中医名方汇编》）。

【主治】 胎衣不下。
【方药】 虫蜕三钱　川贝母三钱
【用法】 水煎服。如不下，再加川贝三钱，服之即下。
【出处】 安国县中照村宋义祥（《祁州中医验方集锦》第一辑）。

【主治】 胞衣不下。
【方药】 鸡蛋白二个　酸醋二两
【用法】 搅匀调服，服后再饮开水一杯，过一两小时后，胞衣即下。

【出处】 上杭县袁有芳（《福建省中医验方》第三集）。

【主治】 胎盘不下。

【方药】 车前子三钱 明矾一钱

【用法】 明矾用开水泡，将车前子放在口内，用明矾水吞服。

【出处】 宁乡县中医贺济勋（《湖南省中医单方验方》第一辑）。

【主治】 胎衣不下。

【方药】 芒硝三钱 牛膝三钱

【用法】 水煎，童便送服。

【出处】 西宁铁路医院（《中医验方汇编》）。

【主治】 胎衣一二日或三四日不下。

【方药】 血竭花 没药各等分

【制法】 共研细末。

【用法】 每服一钱。

【出处】 无极县王斐然（《十万金方》第一辑）。

【主治】 胎衣不下。

【方药】 血竭花三钱 明没药三钱

【用法】 二味共为细面，用生黄芪一两煎水送下。

【治验】 王二奎，四十六岁，胎衣不下，服本方立下。

【出处】 伍仁桥医院高兰芬大夫介绍经验方（《祁州中

医验方集锦》第一辑）。

【主治】 胎衣不下。
【方药】 蜂蜜四两　香油四两
【制法】 煮温。
【用法】 分三次服。
【出处】 孝感专署（《湖北验方集锦》第一集）。

【主治】 胎衣不下。
【方药】 川牛膝四钱　芒硝四钱
【制法】 水煎。
【用法】 内服。
【出处】 秭归县（《湖北验方集锦》第一集）。

【主治】 胎衣不下。
【方药】 牛膝三钱　葵子五钱
【制法】 水煎。
【用法】 内服。
【出处】 商专刘柏芬（《河南省中医秘方验方汇编》续二）。

【主治】 胎衣不下。
【方药】 血竭花三钱　没药三钱
【用法】 共为细面，每服一钱，白水送下，重者每服二钱。
【治验】 李小水之妻、张洛清之妻，均服本方而愈。

【出处】 焦庄乡刘庆彦（《祁州中医验方集锦》第一辑）。

【主治】 产后胎衣不下。
【方药】 龙眼肉四两　川牛膝三钱
【用法】 水煎服。
【出处】 杨香波（《河南省中医秘方验方汇编》）。

【主治】 胎衣不下。
【方药】 汾酒一两　红糖（和匀）一两
【用法】 温服即下。
【出处】 洛专朱尊贤（《河南省中医秘方验方汇编》续一）。

【主治】 衣胞不下。
【方药】 川牛膝三两　葵花子（炒）五钱
【用法】 水煎服。
【出处】 阳城王显峪（《山西省中医验方秘方汇集》第三辑）。

【主治】 胎衣不下。
【方药】 鸡蛋清二个　陈醋半杯
【用法】 和在一起，震荡起沫，内服。
【出处】 大通中医进修班尚生瑞（《中医验方汇编》）。

【主治】 产后胎衣不下。

【方药】 芒硝二钱　川牛膝三钱

【用法】 水一碗煎五分，加童便服。

【出处】 长泰县火箭公社保健院黄文星（《采风录》第一集）。

【主治】 胞衣不下。

【方药】 牛膝一钱　芒硝二钱

【制法】 水煎，兑童便一杯。

【用法】 内服。

【出处】 马连山（《中医采风录》第一集）。

【主治】 产后胞衣不下。

【方药】 荷叶四两　散血草四钱

【制法】 置瓦器中，以水浓煎。

【用法】 内服。

【出处】 彭加荣（《中医采风录》第一集）。

【主治】 胎衣不下。

【方药】 大麻仁十四个　吴朱萸三钱　雄黄一钱

【制法】 捣如泥，用醋和之摊布上。

【用法】 贴足心。

【提示】 胎衣下后即去之，若去晚了子肠节下，如下来用手拍顶门即可收回。

【出处】 高鸣善（《河南省中医秘方验方汇编》）。

【主治】 胎死腹中，胎衣不下。

【方药】 肉桂二钱　当归三钱　芒硝三钱

【用法】 水煎服。

【出处】 姜正卿（《中医验方汇编》）。

【主治】 胞衣不下（死胎亦可用）。

【方药】 当归一两　红花二钱　冬葵子一两

【制法】 水煎。

【用法】 内服。

【出处】 荆州专署（《湖北验方集锦》第一集）。

【主治】 产后胎衣不下。

【方药】 内用方：当归五钱　川芎二钱　牛膝三钱

外用方：蓖麻子。

【制法】 内用药水煎；蓖麻子去壳捣泥作饼。

【用法】 内用药内服；蓖麻饼贴敷两足心。

【出处】 大冶县（《湖北验方集锦》第一集）。

【主治】 胎衣不下。

【方药】 当归五钱　牛膝五钱　芒硝三钱

【制法】 酒煎。

【用法】 内服。

【出处】 沔阳县（《湖北验方集锦》第一集）。

【主治】 胞衣不下。

【方药】 当归六钱　川芎四钱　枯矾三钱

【用法】 内服即下。

【提示】 本方即佛手散加枯矾。

【出处】 永安县林敦、詹连芳、苏颜齐、詹琼、康玉梅、苏严、苏成、潘友梅（《福建省中医验方》第二集）。

【主治】 产后胎衣不下。

【方药】 没药（去油） 血竭各二钱 黄酒一两

【制法】 上药共为细末。

【用法】 黄酒冲服。

【出处】 黄耀五（《河南省中医秘方验方汇编》）。

【主治】 胎衣不下。

【方药】 血竭二钱 没药一钱五分 金瓜蒂三个

【用法】 水八分，煎四分服。

【出处】 长泰县卫星公社连金兑（《采风录》第一集）。

【主治】 胎衣不下。

【方药】 肉桂一钱五分 归尾三钱 桑螵蛸二钱

【用法】 水一碗，煎半碗服。

【出处】 长泰县城关联合诊所黄春兰（《采风录》第一集）。

【主治】 胞衣不下。

【方药】 棉子二升 布袋一条 麻油一酒杯 棉子仁（炒黄去壳）一酒杯

【制法】 二升生棉子炒热，装入布袋，炒棉仁研细末。

**【用法】** 令产妇坐于热布袋上，棉子末兑麻油冲开水内服。十至二十分钟，胞衣即下。

**【出处】** 竹溪县（《湖北验方集锦》第一集）。

**【主治】** 胎衣不下。

**【方药】** 老南瓜蒂（烧存性） 葵花蒂（烧存性） 红糖 童便各适量

**【制法】** 前二味研末。

**【用法】** 将药末和红糖、童便冲服。

**【出处】** 恩施专署（《湖北验方集锦》第一集）。

**【主治】** 胎衣不下。

**【方药】** 麝香一分 朱砂二分 川贝五分 人中白五分

**【用法】** 研末，冲开水服。

**【出处】** 长泰县卫星公社保健院曾文辉（《采风录》第一集）。

**【主治】** 胎衣不下。

**【方药】** 当归三钱 川芎三钱 牛膝二钱 红花一钱 肉桂二钱

**【用法】** 用水煎服。另外用蓖麻子三十粒去壳、捣绒，敷足心。

**【出处】** 奉节县刘玉林（《四川省医方采风录》第一辑）。

【主治】 胎盘残留。

【方药】 茯苓二钱 桂枝二钱 桃仁三钱 白芍三钱 粉丹皮三钱

【用法】 水煎服。

【出处】 西宁第三门诊部马祥麟（《中医验方汇编》）。

【主治】 胎衣不下。

【方药】 牛膝三钱 归尾八钱 木通四钱 滑石八钱 枳壳六钱 冬葵子四钱

【用法】 将药用水煎服。

【出处】 宜宾县刘心诚（《四川省医方采风录》第一辑）。

【主治】 胞衣不下。

【方药】 牛膝三钱 通草一钱五分 瞿麦三钱 安桂心一钱 当归五钱 冬葵子七钱

【用法】 煎服。

【提示】 本方祛瘀下达，有助子宫收缩、排除胞衣作用。

【出处】 金华市张发广（《浙江中医秘方验方集》第一辑）。

【主治】 胎衣不下。

【方药】 当归一两 川芎五钱 坤草五钱 乳香二钱 没药一钱 荆芥炭三钱

【制法】 水煎。

**【用法】** 内服。

**【出处】** 尉氏岳国桢（《河南省中医秘方验方汇编》续二）。

**【主治】** 胎衣不下。

**【方药】** 芒硝三钱　当归三钱　川牛膝三钱　蜜糖　香油　童便各半杯

**【制法】** 水煎。

**【用法】** 分二次服，蜜糖、香油、童便适量兑入药汁内，调匀服下。

**【出处】** 孝感专署（《湖北验方集锦》第一集）。

**【主治】** 胞衣不下。

**【方药】** 川牛膝三钱　归尾二钱　木通三钱　滑石四钱　冬葵子二钱五分　枳壳二钱

**【制法】** 水煎。

**【用法】** 分二次服下。

**【出处】** 孝感专署（《湖北验方集锦》第一集）。

**【主治】** 胎胞不下。

**【方药】** 川芎三钱　当归四钱　川牛膝三钱　肉桂一钱　车前子三钱　酒为引

**【制法】** 水煎。

**【用法】** 分二次，以酒少许冲服。

**【出处】** 孝感专署（《湖北验方集锦》第一集）。

**【主治】** 胞衣不下，少腹坚胀急痛。

**【方药】** 牛膝三钱　瞿麦三钱　当归五钱　通草一钱　滑石一钱　天葵子一钱

**【制法】** 水煎。

**【用法】** 内服。

**【出处】** 恩施专署（《湖北验方集锦》第一集）。

**【主治】** 胎衣不下。

**【方药】** 归尾二钱　枳壳二钱　桃仁三钱　牛膝三钱　天葵二钱　滑石二钱　木通三钱　红花一钱　芒硝二钱

**【用法】** 用水煎，甜酒、蜂蜜、麻油、童便各一杯兑服。

**【出处】** 奉节县卫协会（《四川省医方采风录》第一辑）。

**【主治】** 产后胎衣不下，或胎死腹中。

**【方药】** 当归一两　川芎八两　龟板五钱　血余三钱　桃仁三钱　红花三钱　甘草二钱

**【制法】** 水煎。

**【用法】** 温服。

**【出处】** 束鹿县王振学（《十万金方》第一辑）。

**【主治】** 产后胞衣不下，腹痛胀急。

**【方药】** 当归五钱　川芎三钱　桃仁二钱　川膝三钱　枳壳三钱　木通二钱　益母膏（分二次冲）一两　鲜鸡头包叶一大张（捣汁，分二次冲，若无鲜者，干者亦可，与上药同煎）

**【制法】** 水煎。

【用法】 服时兑烧酒少许。

【出处】 孝专中医学校（《湖北验方集锦》第一集）。

【主治】 胞衣不下。

【方药】 当归（土炒）五钱 川芎（酒炒）三钱 煨白芍五钱 熟地炭八钱 酒红花三钱 桃仁三钱 枳实炭一两 甘草八分 酥龟板一个

【制法】 第一剂用凉水熬，第二剂用开水熬。

【用法】 药煎浓汁服。

【出处】 竹溪县（《湖北验方集锦》第一集）。

【主治】 衣胞不下。

【方药】 当归二钱 川芎一钱半 生地一钱半 泽兰叶一钱半 香附一钱半 益母草一钱半 元胡一钱半 朴硝二钱

【用法】 水煎服。

【出处】 雁北区中医进修班赵导清（《山西省中医验方秘方汇集》第三辑）。

【主治】 衣胞不下。

【方药】 当归六钱 川芎二钱 红花一钱半 桃仁二钱 乳香三钱 没药二钱 生蒲黄四钱 醋灵脂四钱 香附三钱 川军三钱 童便引

【用法】 水煎服。

【治验】 史某某妻，32 岁，脑子峪乡人。生产后五天，衣胞不下，全家人惊慌，经服上方，数十分钟即下。用上方治愈多人。

【出处】 沁源史保岱（《山西省中医验方秘方汇集》第三辑）。

【主治】 产后胎盘不下。

【方药】 茅术　陈皮　安桂各三钱　油朴　芒硝（兑药服）当归各四钱　龟板（炮）五钱　生姜三片　西枣三枚

【制法】 水煎。

【用法】 内服，服时兑白酒少许。

【出处】 朱敬贤（《中医采风录》第一集）。

【主治】 胎盘滞留。

【取穴】 合谷。

【手法】 兴奋手法，留针五秒。

【治验】 贾某某，年三十六岁，产后胎盘滞留，性器出血很多，当即针刺合谷，针后二分半钟，胎盘即完全剥离，顺利娩出，出血停止，经过良好。

【出处】 江西省妇女保健院（《锦方实验录》）。